Monthly Book

Medical Rehabilitation

編集企画にあたって………

　回復期リハビリテーション病棟では，積極的なリハビリテーション治療により最良の機能回復を目指します．ここでは筋力強化訓練や歩行訓練などによる運動負荷と，活動性の拡大が与えられることとなります．リハビリテーション診療の対象となる患者は虚弱であることも多く，様々な有害事象の誘因となるリスクがあります．有害事象は治療アウトカムを不良とするのみでなく，様々な悪影響を生じるものであり，適切な対策が必要です．しかし，有害事象の発生を恐れるあまり，積極的なリハビリテーション治療ができなければ機能回復が不十分となり，アウトカムは悪化するという結果になります．また，過剰な安全対策は業務効率の悪化やコスト増大をきたします．現在の医療現場はマンパワーや経営状況にゆとりがあるとはいえず，安全管理においても効率的な運用が求められる状況です．このためには，頻度の高い有害事象や影響が大きい有害事象を特定し，それらに的を絞った対策をとることが必要です．

　回復期リハビリテーション病棟で生じる有害事象としては，合併症，事故，医療関連感染が挙げられます．合併症としては，嘔気・嘔吐などの症状変化や，血圧変動などのバイタルサイン変化などの高頻度にみられる軽症なもののほか，肺血栓塞栓症のように数分単位で死に至る重篤なものがあります．ここでは速やかに緊急性の判断をすることが求められます．また，回復期リハビリテーション病棟では嚥下障害を持つ患者も多いため，入院中に誤嚥性肺炎を発症することも少なくなく，時に窒息事故を生じる場合もあります．このため，入院患者の嚥下障害の評価が必要となります．

　そして入院患者の多くは薬剤による治療も受けていますが，薬剤の副作用による合併症や転倒事故のリスクもあります．合併症や事故の予防のためには，患者の全身状態を多面的に評価することが求められます．

　事故としては転倒・転落があり，これは高頻度であるのみでなく，骨折など重大な結果となる場合もあります．回復期リハビリテーション病棟の入院患者の多くは転倒・転落のリスクが高いと考える必要があり，組織を挙げての対策が必要となります．

　本特集では，これらの頻度が高い有害事象や，影響が大きくなる可能性がある有害事象についてまとめることとしました．そして，関連するガイドライン，医療安全を推進するための組織作り，法的課題も取り入れています．本特集が回復期リハビリテーション病棟における安全管理に貢献し，アウトカムの改善に貢献するものとなれば幸いです．

2020 年 6 月
宮越浩一

Key Words Index

Writers File

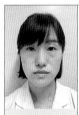

今井由里恵
（いまい ゆりえ）

2011 年	熊本大学医学部卒業 亀田総合病院卒後研修 センター初期研修医
2013 年	亀田総合病院リハビリ テーション科
2018 年	埼玉県総合リハビリ テーションセンターリハビリ テーション科

西田大輔
（にしだ だいすけ）

2008 年	鹿児島大学医学部卒業 亀田総合病院神経内科・ リハビリテーション科
2014 年	慶應義塾大学医学部リ ハビリテーション科，助 教
2015 年	済生会神奈川県病院リ ハビリテーション科
2018 年	済生会東神奈川リハビ リテーション病院リハ ビリテーション科，医長
2019 年	国立精神・神経医療研究 センターリハビリテー ション科，医長

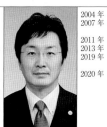

水沼直樹
（みずぬま なおき）

2004 年	東北大学法学部卒業
2007 年	日本大学大学院法務研 究科卒業
2011 年	弁護士登録
2013 年	亀田総合病院勤務
2019 年	東邦大学医学部，非常勤 講師
2020 年	東京神楽坂法律事務所

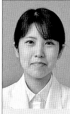

桂井隆明
（かつらい たかあき）

2010 年	群馬大学医学部医学科 卒業 前橋赤十字病院初期臨 床研修医
2012 年	洛和会丸太町病院救急 総合診療科
2015 年	亀田総合病院リハビリ テーション科

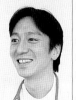

藤原　大
（ふじわら だい）

2002 年	東北大学医学部卒業 坂総合病院・泉病院・古 川民主病院にて初期研 修
2005 年	坂総合病院リハビリテー ション科，医員
2007 年	長町病院リハビリテー ション科，医員
2009 年	兵庫医科大学リハビリ テーション医学（国内留 学）
2011 年	坂総合病院リハビリテー ション科，医長
2012 年	同，科長
2020 年	同，部長

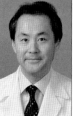

宮越浩一
（みやこし こういち）

1996 年	岡山大学卒業 同大学整形外科入局 岡山労災病院臨床研修 医
1998 年	公立雲南総合病院整形 外科・リハビリテーショ ン科
2001 年	国立岩国病院整形外科
2003 年	第二岡本総合病院リハ ビリテーション科，医長
2004 年	兵庫医科大学リハビリ テーション医学，助手
2005 年	亀田リハビリテーショ ン病院，副院長
2006 年	亀田総合病院リハビリ テーション科，部長

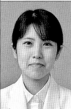

新谷可恵
（しんたに かえ）

2014 年	高知大学医学部医学科 卒業
2016 年	京都岡本記念病院リハ ビリテーション科，レジ デント
2019 年	亀田総合病院リハビリ テーション科
2020 年	京都岡本記念病院リハ ビリテーション科，医員

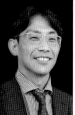

前田寛文
（まえだ ひろふみ）

2009 年	大分大学医学部医学科卒 業 熊本赤十字病院初期臨 床研修医
2011 年	藤田保健衛生大学（現： 藤田医科大学）医学部リ ハビリテーション医学I 講座，助教
2013 年	同大学医学部リハビリ テーション医学II講座， 助教
2015 年	市立伊勢総合病院リハ ビリテーション科，医長
2017 年	藤田保健衛生大学（現： 藤田医科大学）医学部リ ハビリテーション医学II 講座，講師
2018 年	藤田医科大学医学部リハ ビリテーション医学I講 座，講師

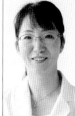

永田智子
（ながた ともこ）

1990 年	島根医科大学卒業 同大学耳鼻咽喉科学教 室入局
1999 年	同大学大学院医学研究 科修了 同大学耳鼻咽喉科学教 室，助手
2000 年	公立雲南総合病院耳鼻 咽喉科，医長
2002 年	島根県立中央病院リハ ビリテーション科，医長
2002〜06 年	同病院回復期リハ ビリテーション病棟専 従医
2008 年	同病院リハビリテーショ ン科，部長
2014 年	同病院医療安全推進室 室長補佐（兼任）
2016 年	医療安全管理者

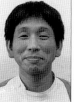

松田　徹
（まつだ とおる）

2000 年	国立療養所犀潟病院附 属犀潟リハビリテーショ ン学院理学療法学科卒 業
2000 年	亀田総合病院リハビリ テーション室
2008 年	千葉医療福祉専門学校 理学療法学科，講師
2012 年	筑波大学大学院人間総 合科学研究科生涯発達 専攻（博士前期課程）修 了（リハビリテーション）
2018 年	筑波大学大学院人間総 合科学研究科生涯発達 科学専攻（博士後期課 程）修了（リハビリテー ション科学）
2018 年	亀田総合病院リハビリ テーション事業管理部， 管理担当室長

Contents

今こそ底上げ！
回復期リハビリテーション病棟における
リスク管理

編集企画／亀田総合病院部長　宮越浩一

Monthly Book

MEDICAL REHABILITATION No. 251/2020.7 目次

編集主幹／宮野佐年　水間正澄

読んでいただきたい文献紹介

　1999 年に我が国で連続した重大医療事故の経験や，同時期に米国で刊行された「To Err is Human」[1] の影響により，医療安全への関心は高まった．そして多くの病院で医療安全対策がとられるようになり，医療事故の情報や対策も共有されるようになった．その後，日本リハビリテーション医学会から，「リハビリテーション医療における安全管理・推進のためのガイドライン」が 2006 年に刊行された．これはリハビリテーション医療に関連する学協会が協力して作成したものであり，標準的指針として安全管理の推進に貢献してきた．そして 2018 年に改訂版が刊行されている[2]．これは近年のガイドライン作成手法を可能な範囲で取り入れて，推奨が作成されている．このガイドラインでは，合併症，事故，医療関連感染をトピックにしており，リハビリテーション診療に関連する有害事象を網羅している．

　回復期リハビリテーション病棟に入院する患者は虚弱であることも多く，様々な合併症のリスクを持っている．肺血栓塞栓症のように数分間で重篤な状態になるものもある．このため，緊急時には適切な応急処置ができることが求められる．Basic life support (BLS) は，すべての職員が実施できることが必須であり，BLS プロバイダーマニュアル[3] で正しい手技を習得することが必要である．また，医師はBLS に引き続くより高度な救命処置を実施することが求められるため，ACLS プロバイダーマニュアル[4] を一読することが勧められる．

　また，事故としては転倒・転落が高頻度かつ影響も大きくなりがちである．回復期リハビリテーション病棟における転倒対策をまとめた書籍も刊行されており[5]，参考とすることができる．本特集ではページ数の関係で取り上げなかったが，医療関連感染の対策も重要であり，すべての職員が理解して実施することが求められる．World Health Organization (WHO) や Centers for Disease Control and Prevention (CDC) が手指衛生などのガイドラインを刊行しているので，これに準拠した対応が必要である．我が国の現状に合わせたものとして，国公立大学附属病院感染対策協議会が「病院感染対策ガイドライン」[6] を刊行しているので，これを参考とするのも効率的と考える．

1) 米国医療の質委員会：人は誰でも間違える─より安全な医療システムを目指して，日本評論社，2000.
2) 日本リハビリテーション医学会 リハビリテーション医療における安全管理・推進のためのガイドライン策定委員会：リハビリテーション医療における安全管理・推進のためのガイドライン第 2 版，診断と治療社，2018.
3) American Heart Association：BLS プロバイダーマニュアル AHA ガイドライン 2015 準拠，シナジー，2016.
4) American Heart Association：ACLS プロバイダーマニュアル AHA ガイドライン 2015 準拠，シナジー，2017.
5) 大高洋平 (編)：回復期リハビリテーションの実践戦略活動と転倒，医歯薬出版，2016.
6) 国公立大学附属病院感染対策協議会 (編)：病院感染対策ガイドライン 2018 年版，じほう，2018.

（宮越浩一）

MB Med Reha **No.251**：1-7, 2020

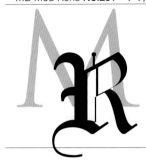

回復期リハビリテーション病棟における質と安全の管理

宮越浩一*

Abstract 回復期リハビリテーション病棟では，ある程度の運動負荷と活動性の拡大が与えられることとなり，リハビリテーション治療に関連する有害事象が発生するリスクがある．有害事象の予防が重要となるが，有害事象の発生を恐れるあまり，積極的なリハビリテーション治療ができなければ機能改善が不十分となる．ここではバランスを考慮した適切な安全対策を講じる必要がある．さらに，近年の診療報酬改定では，回復期リハビリテーション病棟には「アウトカム」が強く求められるようになっている．アウトカムを改善するためには，ストラクチャーのみでなく，プロセス管理が必要となる．質の高い回復期リハビリテーション病棟を運営するためには，このようなプロセス管理を徹底し，それを継続的に改善する取り組みが必要である．この継続により医療の品質管理に対する職員の理解も深まり，「質と安全」を重んじる組織の風土が構築されると考える．

Key words 回復期リハビリテーション病棟(kaifukuki rehabilitation ward)，医療安全(patient safety)，システム構築(system construction)，外部審査(external audit)

はじめに

回復期リハビリテーション病棟では，積極的なリハビリテーション治療により最良の機能回復を目指す治療が行われる．ここでは筋力強化訓練や歩行訓練など，ある程度の運動負荷が与えられ，活動性が拡大されることとなる．この際にリハビリテーション治療に関連する有害事象が発生するリスクがある．

有害事象による不利益としては，生命予後や機能予後に悪影響を与えることで患者の治療成績を悪化させ，患者の満足度を損なうものとなる．その他に，在院日数が長期化することや，追加の治療が発生することでコストが増大し，職員負担も増すこととなる．さらに医療機関のイメージ悪化や訴訟のリスクも伴うものである．このように有害事象の発生により患者や医療機関の双方に様々な損失を発生させる．

しかし有害事象の発生を恐れるあまり，積極的なリハビリテーション治療ができなければ機能改善が不十分となり，治療成績は悪化するという結果となる．また，過剰な安全対策は業務効率の悪化やコスト増大をきたす可能性もある．現在の医療現場はマンパワーや経営状況にゆとりがあるとはいえず，安全管理においても効率的な運用が求められる．

近年の診療報酬改定において回復期リハビリテーション病棟では一定数の重症患者を受け入れることを要求されており，ハイリスクな患者は増加してきている．そして，その傾向は今後も強まる可能性がある．このような背景から，回復期リハビリテーション病棟における安全管理の重要性は高いものである．本稿では回復期リハビリテーション病棟において治療成績を向上させるための

* Koichi MIYAKOSHI，〒 296-8602　千葉県鴨川市東町 929　亀田総合病院リハビリテーション科，部長

表 1. 回復期リハビリテーション病棟で生じ得る有害事象

大きく分けて，急変や病状変化のような医学的問題と，不慮の事故であるアクシデントに分けることができる．いずれも頻度が高いもの，重大なものが含まれるため，対策が必要である．

合併症 (急変や全身状態悪化)	症状変化 　胸痛 　動悸 　呼吸困難 　気分不快，悪心・嘔吐 　倦怠感 　頭痛 　腹痛 　めまい 　背部痛・腰痛 　関節痛 　痙攣 バイタルサインの変動 　意識障害(意識レベル低下・不穏) 　血圧変動(血圧低下・血圧上昇) 　脈拍変動(徐脈・頻脈・期外収縮)
事　故	転倒・転落 窒息 外傷(打撲・擦過創・熱傷) チューブ抜去(点滴・経鼻胃管・胃瘻・ドレーン，尿道カテーテルなど) 患者の取り違え，部位の取り違え 申し送りミス(治療内容・安静度など) 離院・離棟
医療関連感染	流行性感染症(インフルエンザ，嘔吐下痢症，流行性角結膜炎など) 多剤耐性菌(MRSA，多剤耐性緑膿菌など)

リスク管理の手法と組織運営について解説する．

回復期リハビリテーション病棟で生じる有害事象

回復期リハビリテーションの対象患者は機能障害・能力障害を生じるような重度の疾患・外傷後であり，様々な有害事象を生じるリスクがある．有害事象としては，合併症，事故，医療関連感染が挙げられる(**表1**)．合併症には，起立性低血圧のように患者に与える影響が小さいものから，肺血栓塞栓症のように致死的な影響を与えるものまで様々である．事故では転倒・転落が高頻度であり，影響も大きくなりやすいものとなる．

重大な有害事象の発生頻度は高くないものの，患者個別の治療成績を大きく低下させることとなる．また，高頻度な有害事象は個別の治療成績への影響は大きくないが，頻度が高いことにより全体的な治療成績への影響は大きい．これらの問題により治療成績の平均値は低下し，ばらつきが大

きくなることとなる(**図1**)[1]．治療成績を向上し，安定したものとするためには，これらの有害事象に対する効果的な対策が求められる．

関連するガイドライン

質の高い医療は，エビデンスに基づく医療を提供することが基本となる．しかし，蓄積される膨大なエビデンスのアップデートをし続けることは容易ではない．ここではガイドラインを活用することが効率的であると考えられる．近年ではリハビリテーション医療に関連する様々な疾患に関する診療ガイドラインが刊行されている．これらのガイドラインは，その時点の最新のエビデンスを網羅的に検索し，それらを総括して益と害のバランスを考慮して推奨が作成されている．その作成方法も Minds(日本医療機能評価機構の医療情報サービス)や GRADE(エビデンスを活用した診療ガイドライン作成の手法)の推奨する方法により

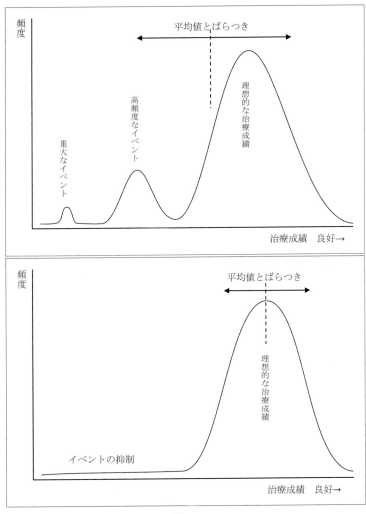

図 1.

a：安全管理が不十分な場合の治療成績．重大なイベントの発生は
治療成績を大きく低下させることとなる．高頻度なイベントは個
別の治療成績への影響は大きくないが，頻度が高いことにより全
体的な治療成績への影響は大きい．これらにより期待される治療
成績の平均値は低下し，ばらつきが大きくなることとなる．

b：安全管理が良好な場合の治療成績．有害なイベントの抑制によ
り，期待される治療成績の平均値は向上し，ばらつきも小さくな
る．これにより医療の質の向上を得ることができる．

（文献 1 より）

標準化が進められている．ガイドラインの質も向
上し，均質化が進められていると考えることがで
きる．このようなガイドラインを参考とすること
で，効率良く知識をアップデートすることができ
る．

　リハビリテーション医療に関連するものとして
は，「リハビリテーション医療における安全管
理・推進のためのガイドライン」がある．これは日

本リハビリテーション医学会により 2006 年に初
版が刊行された．このガイドラインは長年にわた
り，リハビリテーションの診療場面において安全
管理の考え方を普及することに貢献してきた．そ
して 2018 年に「リハビリテーション医療における
安全管理・推進のためのガイドライン第 2 版」[2]へ
と改訂が進められた．このガイドラインは，合併
症，事故，医療関連感染などの有害事象を予防し，

発生した際の影響を最小限とすることを目指している．有害事象対策として，臨床場面で発生すると想定される疑問として Clinical Question（CQ）が挙げられている．それぞれの CQ に対する回答として推奨文が記載され，Q & A 形式でシンプルな構成となっている．推奨文については，その根拠となる文献などの質を吟味し，エビデンスの確実性が設定されている．リハビリテーション診療にかかわるすべての医療従事者がこの内容を把握しておくことが望ましいと考える．

システム構築

工業製品の製造工程では，安定した品質の原材料を用いて，安定した電気や水道などのインフラストラクチャーに支えられ，精度の高い製造装置による作業プロセスが進められる．そして製品にばらつき（不良品）が生じた際には，その原因が精査され，作業プロセスの見直しが行われる．この活動を通して我が国では高い品質の工業製品を作り出してきた．

これに対して，医療現場での診療プロセスは様々な相違がある．薬剤による内科的治療では，治療の主体は「薬剤」という工業製品であり，その品質は高く，ばらつき（不良品）のリスクは比較的低いことが期待できる．その一方で，リハビリテーション治療は，人間による手作業で発生する産物である．しかも，治療対象となる患者は様々な障害を持っており，状態は多様である．このため，リハビリテーション治療の現場では治療品質にばらつきが生じるリスクが特に大きい．このばらつきは，治療成績を低下させるものとなる．患者の立場からすると，治療品質にばらつきがあることは不満を生じる原因となる．

安定した治療を提供するためには，診療行程のシステム構築が必要である．医療のシステムは，ストラクチャー，プロセス，アウトカムという 3 つの側面で考えることが効果的である[3]．ストラクチャーは医療提供の構造であり，組織・体制，職員構成，設備などである．プロセスは診療の内容や過程であり，望ましいアウトカムをもたらす可能性が高い診療が行われているかどうか，ということである．アウトカムは診療の結果である．これを回復期リハビリテーション病棟に置き換えてみると表2のようになると考えられる．

ストラクチャーは作成が比較的容易であることと，診療報酬制度での具体的要求があることや，病院機能評価での評価対象となることから，整備ができている医療機関が多いものと思われる．またアウトカムについては院内の医療安全管理委員会が機能している医療機関においては，インシデントレポートなどにより測定ができているものと考えられる．

ここで課題となるのが，プロセス管理である．医療安全において望ましいアウトカムをもたらす可能性が高い診療とは，医療安全に関するマニュアルやガイドラインの遵守率，教育プログラムへの参加などが挙げられる．

McGlynn ら[4]は診療現場において推奨された診療行為が実践されているかを調査しているが，その結果では 45% の患者が推奨される診療行為を受けていなかったとしている．いかにエビデンスに基づいたマニュアルやガイドラインが作成されていても，それが遵守されていなければ効果は発揮されない．アウトカムにつながるシステムを構築するためには，このようなプロセス管理が重要となる．

亀田グループでの取り組み

我々の法人では医療の質の改善のため，積極的に外部審査を取り入れている．亀田総合病院では 2000 年に ISO 9001 の認証を取得し，2009 年に JCI の認証を我が国で初めて取得した．同様に亀田リハビリテーション病院も ISO 9001 の認証を受け，2018 年に回復期リハビリテーション病院として初めての JCI 認証を受けた（亀田総合病院の拡大審査）．

ISO は「国際標準化機構」であり，ISO 9001 は品質マネジメント規格となる．顧客満足の向上を目

表 2. 回復期リハビリテーション病棟におけるシステム

		必要な内容
ストラクチャー	人員配置(リハビリテーション科専門医, 看護・介護職, 療法士, 社会福祉士, 管理栄養士)	
	施設整備(手洗い場, 病室の面積, 廊下幅, 障害者用トイレなど)	
	物品整備(標準予防策・経路別予防策関連物品, 車椅子, 歩行補助具, 装具など)	
	医療安全管理委員会の構成	
	インシデント報告システムの整備	
	感染管理委員会の構成	
	各種マニュアルの整備(診療手順, 急変対応, 感染管理など)	
	教育プログラムの整備(診療手順, 急変対応, 感染管理など)	
	情報共有の仕組み	
プロセス	各種マニュアルの遵守率	
	各種マニュアルの理解状況	
	標準予防策遵守状況	
	教育プログラムの受講率	
	教育プログラムの理解状況	
	インシデントレポート報告状況(漏れなく報告しているか)	
	効果的な情報共有ができているか	
アウトカム	患者満足	
	重症患者受入数	
	FIM 改善率	
	在院日数	
	自宅退院率	
	退院後の状況	
	発症から入院までの期間	
	有害事象発症件数・影響レベル	

指し, 顧客の要求するサービスを提供するため, 継続的な品質改善をし続けることを目指すものである. 品質管理のための基本的な枠組みは定められているものの, 様々な産業に対応するため, 詳細なルールは業務内容や組織の規模に応じて柔軟に対応できるものとなっている. ISO 9001で重点が置かれることはプロセスのマニュアル化と継続的改善が実行されているかである. ISO 9001では外部審査のみでなく, 組織内の職員による内部監査も定期的に実施される. これにより, 審査のときだけでなく, 日常的にルールが遵守される体制を構築することができる.

JCI は病院認定専門の国際非営利機関であり, 世界各国の病院を審査している. 2019 年現在, 日本では28の医療機関が認証を受けている. ここでは院内マニュアルなどの書類審査の他, 現場の審査にも重点が置かれている. 医師, 看護師, 事務職より構成される審査員が病院に 1 週間滞在し, 患者の入院から退院までの経過が継続的にフォローされる(tracer methodology). さらにチーム間の連携・コミュニケーションについても審査される. 病院機能評価や ISO 9001 と比較して JCI では審査は患者を中心として横割り的に行われるのが特徴といえる. そして現場での調査では, 管理職だけでなく様々な職種の若手職員にも質問がなされ, マニュアルに関する知識や遵守状況の調査が行われる. JCI においても質の向上のための継続的改善が評価対象となるが, これは ISO 9001

表 3. 外部審査の特徴
内容，審査頻度などの特徴を示す．それぞれオーバーラップする部分もあるが，
独自の視点で評価される．

	病院機能評価	ISO 9001：2015	JCI
実施機関	(財)日本医療機能評価機構	(財)日本適合性認定協会によって認定された登録審査機関	Joint Commission International
審査の特徴	チェックリストに基づいて実施 主に部署単位で評価が行われる	医療機関に特化されたチェックリストはない 文書管理と継続的改善がなされているかが評価される	チェックリストに基づいて実施 患者単位で入院から退院までがフォローされる 現場でのマニュアル遵守状況についても詳細に調査される(職員全員が評価対象)
審査の対象組織	国内の病院	幅広い産業を対象(医療機関に限らない)	全世界の病院
審査周期	5年	1年	3年
組織チェックのための内部監査	必須ではない	必須	必須ではない

（文献 5 を改変して引用）

の審査内容と類似している．

JCIの審査はJCI Accreditation Standardsに従って実施される．内容としては，国際患者安全目標(International Patient Safety Goals；IPSG)という特別章を含めて14章，約1,200項目の審査項目がある．各審査項目はME(measurable elements)とされ，項目ごとに具体的な基準が定められている．それぞれの審査項目はお互いに関連し合っており，重要な課題については様々な観点から評価が行われる．医療安全や感染管理は特に重視されており，複数の項目において評価されることとなる．IPSGでは6項目の目標が挙げられており，特に重点的に審査が行われる．

病院機能評価，ISO 9001，JCIはそれぞれ審査においての視点は異なる(**表3**)[5]．多方面から評価を受けることでシステムをより強固なものとし，プロセスの改善を継続することが可能となる．また定期的に外部の審査があるという現場の緊張感も標準化を普及する意味で効果的であると考える．

まとめ

近年の診療報酬改定などにより，回復期リハビリテーション病棟の運営には「アウトカム」が強く求められるようになっている．アウトカムを改善するためには，ストラクチャーのみでなく，プロセス管理が必要となる．リハビリテーション診療は人間が提供するものであり，プロセスにはばらつきが生じやすく，管理することは容易ではない．しかも，回復期リハビリテーション病棟の病床数増加，療法士養成校の増加などにより診療現場を支える療法士は若年化が進んでいる．さらに365日診療により，患者の申し送りも日常的に生じている．このように，回復期リハビリテーション病棟は様々な不確実性があり，安定したアウトカムを得るためにはこの対策が必要である．ここではプロセス管理を徹底し，それを継続的に改善する取り組みが必要である．この継続により医療の品質管理に対する職員の理解も深まり，「質と安全」を重んじる組織の風土が構築されると考える．

文 献

1) 宮越浩一：急性期リハビリテーションにおける安全管理とチーム医療．*MB Med Reha*, **190**：1-7, 2015.
2) 公益社団法人日本リハビリテーション医学会 リハビリテーション医療における安全管理・推進のためのガイドライン策定委員会(編)：リハビリテーション医療における安全管理・推進のためのガイドライン第2版，診断と治療社，2018.
Summary 日本リハビリテーション医学会により刊行された安全管理のためのガイドラインの改訂版である．リハビリテーション診療に関連する

クリニカルクエスチョンと推奨が網羅されている.

3）Donabedian A：Evaluating the Quality of Medical Care. *Milbank Mem Fund Q*, **44**：166-233, 1966.

4）McGlynn EA, et al：The quality of health care delivered to adults in the United States. *NEJM*, **348**：2635-2645, 2003.

Summary　臨床現場において推奨された医療行為が実践されているかを調査した結果，多くの患者が推奨される診療行為を受けていなかったとしている.

5）宮越浩一：当院の感染対策：院内標準化と外部審査の活用．臨床リハ，**21**：151-156，2012.

Monthly Book
MEDICAL REHABILITATION

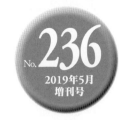

No.**236**
2019年5月
増刊号

好評
増刊号

脳卒中
リハビリテーション医療
update

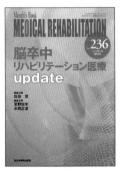

Monthly Book
MEDICAL REHABILITATION
236
脳卒中
リハビリテーション医療
update

編集企画／**佐伯　覚**（産業医科大学教授）

182頁　定価（本体価格5,000円+税）

脳卒中のリハビリテーション医療の「今」がこの一冊で丸わかり！
update に最適な一冊です！

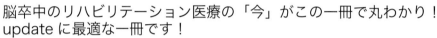

目　次

（株）全日本病院出版会

各誌目次がご覧いただけます！
www.zenniti.com

〒113-0033　東京都文京区本郷3-16-4　　電話(03)5689-5989　　FAX(03)5689-8030

MB Med Reha **No.251**：**9-12**, 2020

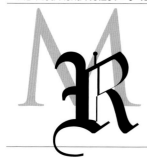

回復期リハビリテーション病棟における ガイドラインを活用したリスク管理

西田大輔*

Abstract 2018 年にリハビリテーション医療における安全管理・推進のためのガイドライン第 2 版[1]が刊行された．ガイドライン作成・改訂に至った背景・目的について解説し，利用にあたっての注意点やアルゴリズムを解説する．そのうえでガイドラインを回復期リハビリテーション病棟の臨床現場で応用し，イベントが起きた際に安全にかつ適切なタイミングでリハビリテーション訓練を中断，継続，再開する基準を概説する．

Key words リハビリテーション医療(rehabilitation medicine)，ガイドライン(guideline)，リスク管理(risk management)，中止基準(discontinuous criteria)

背　景

リハビリテーション医療の対象となる疾患，外傷は多様であるとともに，患者の状態も様々である．さらに高齢化に伴い，対象となる患者が増加するなか，リハビリテーション治療は運動負荷を伴う訓練も多く，有害事象が発生する危険性は低くない．そのような現状を踏まえて 2018 年にリハビリテーション医療における安全管理・推進のためのガイドライン第 2 版(**図 1**)[1]が，2006 年の初版から 12 年を経て全面改訂されて作成された．

初版発行の経緯は，2003 年から厚生労働科学研究補助金「医療の質及び医療安全体制の確保に関する研究」において研究が開始され，2004 年日本リハビリテーション医学会に診療ガイドライン委員会が設置された．この委員会の中に厚生労働省の研究事業と連動する形で，リハビリテーション医療における安全管理・推進のためのガイドライン策定委員会が設けられ，安全管理に関する実態調査，インシデントアクシデントデータベースの作成，モニタリングが取り組まれた．以上の成果

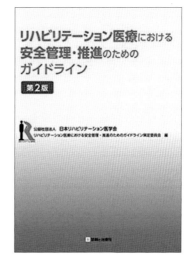

図 1．リハビリテーション医療における安全管理・推進のためのガイドライン第 2 版

を踏まえて，2006 年にリハビリテーション医療における安全管理・推進のためのガイドラインの初版が発刊された．

初版が発刊されて 10 年以上経過し，エビデンスに基づく医療の普及，ガイドライン作成手法の進

* Daisuke NISHIDA，〒 187-8551 東京都小平市小川東町 4-1-1　国立研究開発法人 国立精神・神経医療研究センター 身体リハビリテーション科，医長

歩，医療安全にかかわる関心の高まりなどがあり，取り巻く環境も大きく変化した背景があり，2016年にリハビリテーション医療における安全管理・推進のためのガイドライン策定委員会が再結成された．策定委員にはリハビリテーション科専門医のみならず，総合内科専門医，整形外科専門医，老年病専門医，神経内科専門医といった認定を併せ持つ医師により構成され，幅広い医療現場の視点から作成するとともに，医療安全管理委員の経験のある弁護士が加わることで，医療安全の視点を加えた．臨床疑問(clinical question；CQ)を設定，文献検索，採用基準を定め，エビデンスの評価を行い，推奨作成．理事・執筆協力者・協力委員・初版作成委員の総勢25名による投票，パブリックコメントによる外部評価を経て，2018年11月に第2版として発刊され，公益財団法人 日本医療機能評価機構(Minds)からの評価を受けている．

目　的

　当ガイドライン[1]はリハビリテーションに関連して発生する可能性がある有害事象を予防し，万が一そのような事象が発生した際の影響を最小限とすることでリハビリテーション治療による治療効果を最大限にすることを目的としたものである．このガイドラインが対象とする患者はリハビリテーションを受ける成人とし，対象とする施設は病院および診療所などの医師が常駐する環境を想定し，想定される利用者はリハビリテーション科医師およびリハビリテーション医療に関連する他科医師，理学療法士，作業療法士，言語聴覚士，看護師，義肢装具士，医療安全管理者，施設管理者，医療ソーシャルワーカーとしている．

　当ガイドラインの記述内容はあくまでも一般論であり，個々の患者に適応するか否かの最終判断はリハビリテーションチームのリーダーである医師が行うものであり，その判断を妨げるものではなく，判断の一助となるものである．

内容・構成

　リハビリテーション医療を行う際に，様々な有害事象の危険性があり，有害事象が発生した際の影響を最小限とするために有効と思われる事項を対象として項目を構成している．想定される有害事象としてはリハビリテーション医療の対象となっている主な疾患の増悪や再発，並存疾患の増悪，新規病態の急性発症，症状やバイタルサインの変化などの医学的問題，転倒や窒息などの事故，医療感染に焦点を当てている．構成は4章構成で，第1章「安全管理総論」，第2章「運動負荷を伴う訓練を実施するための基準」，第3章「安全対策」，第4章「感染対策」となっている．

　第1章は安全管理を行うための管理全体にわたる項目について8項目のCQで構成されている．第2章は運動負荷を伴う訓練を実施するための基準について12項目のCQとして取り上げている．現場の理学療法士・作業療法士・言語聴覚士による訓練を実施する際に起き得る有害事象に対する考え方，対策を記載している．第3章はリハビリテーション医療で遭遇しやすい安全対策に6項目のCQを取り上げている．第4章は患者と濃厚接触が多く，病棟間の移動も多いリハビリテーション医療における感染対策について4項目のCQとして取り上げている．第1，3，4章は主に医療現場の管理において使用されるものであり，第2章は現場に即して用いられるものである．

利用にあたって

　ガイドラインは発刊時点での利用可能なエビデンスや専門家のコンセンサスに基づいて作成された安全の指針であり，実際の診療現場における医療職の裁量を拘束するものではない．特に第2章においてはバイタルサインなどについて具体的な数値を示した部分もあるが，目安であり，絶対的なものではなく，判断の一助になる指標である．個別の患者事例に対してどのように適用するかは，担当する医療職の専門的知見に基づいて判断

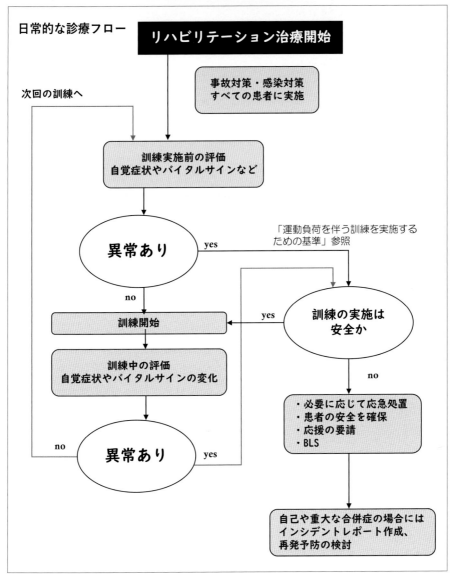

リハビリテーション治療開始

事故対策・感染対策
すべての患者に実施

次回の訓練へ

訓練実施前の評価
自覚症状やバイタルサインなど

異常あり

「運動負荷を伴う訓練を実施する
ための基準」参照

yes

no

訓練開始

yes

訓練の実施は
安全か

訓練中の評価
自覚症状やバイタルサインの変化

no

・必要に応じて応急処置
・患者の安全を確保
・応援の要請
・BLS

no   異常あり   yes

自己や重大な合併症の場合には
インシデントレポート作成、
再発予防の検討

図 2. リハビリテーション医療における
安全管理・推進のための診療アルゴリズム

（文献 1 より）

することが期待されるものである．実際に利用するにあたっては施設ごとの特性に応じた配慮も必要となり，病院や診療所といった医師の配置や設備面のセッティングや患者が急性期・回復期・生活期のどの時期なのかによっても異なる可能性がある．そのため，施設ごとの対応においてはリハビリテーション医療の対象となる疾患や治療内容に精通する専門医がかかわることが望まれる．

リハビリテーション医療における
安全管理・推進のための診療アルゴリズム

図 2に当ガイドライン[1]を使用したリハビリテーション医療における安全管理・推進のための診療アルゴリズムを示す．訓練実施前，訓練中に患者の自覚症状，バイタルサインなどの変化を評価し，異常がある場合には第2章の「運動負荷を伴う訓練を実施するための基準」を参照し（本稿でも概説するとともに本誌 pp. 13～18「回復期リハビ

表 1. ガイドラインで取り上げたバイタルサインの異常, 重篤な合併症を疑わせる症状, 比較的高頻度に遭遇すると想定される症状

バイタルサインにかかわる項目	血圧上昇・低下 不整脈 呼吸異常
症　状	意識障害 胸痛 筋骨系の疼痛 頭痛 腹痛 嘔気・嘔吐 めまい 痙攣 発熱 浮腫

(文献 1 より)

リテーション病棟における重篤な合併症対策」pp. 19～24「回復期リハビリテーション病棟における高頻度な合併症対策」でも詳述する）, 訓練の実施が安全かを検討する. 少しでも安全でないと考える際には訓練を中止し, 必要に応じて応援の要請, 患者の安全確保, 応急処置を行うことが必要である.

運動負荷を伴う訓練を実施するための基準

当ガイドライン第 2 章では具体的に診療現場で起き得るイベントをバイタルサインの異常, 重篤な合併症を疑わせる症状, 比較的高頻度に遭遇すると想定される症状を 12 の CQ, 13 の項目とした. すなわち, ① 血圧上昇・低下, ② 不整脈, ③ 意識障害, ④ 呼吸異常, ⑤ 胸痛, ⑥ 筋骨格系の疼痛, ⑦ 頭痛, ⑧ 腹痛, ⑨ 嘔気・嘔吐, ⑩ めまい, ⑪ 痙攣, ⑫ その他の症状（12-1 発熱, 12-2 浮腫）である（**表 1**）.

各イベントにおいて,（1）訓練前から症状を認め, 原因が明確にわかっている場合と（2）訓練中に新規に発症した症状を検討し, 前者は慢性的な症候として訓練を症状やバイタルサインを確認しながら訓練を行うことを推奨し, 後者はバイタルサインにおいては中止基準の提案とし, 症候においては危険な随伴症状を伴う疾患の急性発症を念頭に置き精査を行うことを推奨している. また,

エビデンスで頻度や危険性についてデータを示すとともに, 解説において危険な症候の随伴症状や具体的な診断の例を挙げている.

ここで注意しなければならないのは, バイタルサインなどについて具体的な数値を示している部分もあるが, これらはあくまでも目安であり, 絶対的なものではないことである. 各疾患の病態を鑑みて, 実際の臨床現場においてレベルの判断により行われる必要があり, リハビリテーション処方を行う医師, 主治医の責任において行われることが求められる. また, 解説で具体的な疾患名などの記述もあるが, 当ガイドラインは診断のためのマニュアルではなく, これらの記述をもって診断を進めることは適切ではなく, 診断の確定は患者を担当する医師の責任であり, 患者の状況に応じて精査を行い, 診断を確定する必要がある. また, 担当医において診断が困難な場合には必要に応じて, より高い専門性を有する医師に紹介することを検討するべきである.

まとめ

ガイドライン改訂の経緯, 作成コンセプト, 利用の仕方, 利用にあたっての注意点を概観してきた. 具体的な各項目については本誌各項目で具体的に詳述されている. 併せて利用いただきたい.

文　献

1) 公益社団法人日本リハビリテーション医学会 リハビリテーション医療における安全管理・推進のためのガイドライン策定委員会（編）：リハビリテーション医療における安全管理・推進のためのガイドライン第 2 版, 診断と治療社, 2018.
   Summary 2018 年に改訂されたガイドライン.
2) 亀田メディカルセンター リハビリテーション科 リハビリテーション室：リハビリテーション, リスク管理ハンドブック, 第 3 版, メジカルビュー, 2017.
   Summary リハビリテーション場面におけるリスク管理について具体的に解説されている.

MB Med Reha **No.251**：13-18, 2020

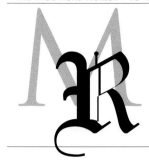

特集／今こそ底上げ！回復期リハビリテーション病棟におけるリスク管理

回復期リハビリテーション病棟における 重篤な合併症対策

桂井隆明*

Abstract 　回復期リハビリテーション病棟入院中の患者は，急性期病棟に比べて全身状態が安定している傾向にある．しかし近年，回復期リハビリテーション病棟の重症度は上昇してきており，それに付随して併存疾患を持つ患者も増加の方向に向かっている．

　そのような潮流の中で適切なリハビリテーションを患者に提供するためには，併存疾患を見て見ぬ振りをするわけにはいかず，むしろ，より適切にマネジメントする必要がある．重篤な疾患を察知するためにはバイタルサインが重要であり，その変動を把握する必要がある．

　本稿では回復期リハビリテーション病棟で遭遇し得る重篤な合併症として，肺血栓塞栓症，虚血性心疾患，心不全，大動脈瘤，敗血症，消化管出血，電解質異常を挙げている．これらの疾患は生命の危険に直結する可能性があり，慎重かつ迅速な対応が求められる．

Key words 　回復期リハビリテーション病棟(kaifukuki rehabilitation ward)，リスク管理(risk management)，合併症予防(prevention of complications)

はじめに

　回復期リハビリテーション病棟入院中の患者は，急性期病棟に比べて全身状態が安定している傾向にある．しかし近年，回復期リハビリテーション病棟の重症度は上昇してきており，それに付随して併存疾患を持つ患者も増加の方向に向かっている．

　そのような潮流の中で適切なリハビリテーションを患者に提供するためには，併存疾患を見て見ぬ振りをするわけにはいかず，むしろより適切にマネジメントする必要がある．

　本稿では特に生命に危険を及ぼし得る疾患について，その早期発見や対策などについて述べていきたい．

バイタルサインの重要性

　一口に「重篤な疾患」と言っても，それは多岐にわたり本稿のみで説明し切ることはできない．しかし，すべての疾患に共通することは，いずれかのタイミングでバイタルサインに変動をきたすことである．

　おさらいになるが，バイタルサインは以下の5個である．① 体温，② 心拍数，③ 血圧，④ SpO_2，⑤ 呼吸数．これらの異常は何かしらの重篤な疾患の合併を疑う必要性があり，慎重な対応を要する．逆にバイタルサインが安定していればまだ時間的な余裕がある．

　回復期リハビリテーション病棟は急性期病棟に比べ医療資源へのアクセスが悪いセッティングであることも多い．そのためバイタルサインが崩れ得る可能性があることを早期に察知し，それを防

* Takaaki KATSURAI, 〒 296-8602 千葉県鴨川市東町 929 亀田総合病院リハビリテーション科

ぐ対応をする．また回復期リハビリテーション病棟で対応できないと判断する場合には迅速に対応できるセッティング(急性期病院など)に搬送するなどの判断が必要となる．

また疼痛は，「6つ目のバイタルサイン」とも呼ばれており，やはり重篤な合併症の予測に有用である．患者が今までにない激しい疼痛を訴えた場合には，重篤な疾患が生じている可能性があるため，早急な対応が必要となる．なお認知症患者や高齢者では痛みをうまく表現することができず，せん妄という形で症状が出現する場合もある．入院後しばらくしてから突然せん妄が出現した場合には重篤な身体疾患の合併の可能性も考慮し，安易な抗精神病薬の使用は控えなければならない．

薬剤副作用という問題について

高齢者は併存疾患が多く，多数の薬剤を服用していることが多い．一方で，薬剤数が多いほど薬剤副作用は増加する傾向にある[1]．詳細は「回復期リハビリテーション病棟における薬剤のリスク」の稿に譲るが，薬剤による発熱，肝機能・腎機能障害，電解質異常，皮疹，嘔吐・下痢，出血などは非常によく経験する．薬剤は疑ってやめなければ症状が改善することはないため，常に薬剤性の可能性を疑うことが必要である．患者に何か症状が出現した際には，常に薬剤性の可能性がないかを考えること，また特に症状がなくても患者が服用している薬剤が適切であるかを検討することが，重篤な薬剤性の合併症を防ぐために重要である．

回復期リハビリテーション病棟で生じ得る 重篤な合併症とその対策

ここからは回復期リハビリテーション病棟で生じ得る重篤な合併症について具体的な疾患を挙げながら説明していきたい．

1. 肺血栓塞栓症

回復期リハビリテーション病棟は術後や急性期疾患による安静後の患者が入院しているため，必然的に深部静脈血栓症(以下，DVT)のリスクが高い．特に膝関節より近位のDVTはサイズが大きい傾向にあり，肺血栓塞栓症を発症した際に致命的になる場合があるため，そのリスク管理は非常に重要になる．

肺血栓塞栓症の対策としては，まず「発症させない」ということが重要である．肺血栓塞栓症の発症予防としては，まずDVTを発生させないことが必要となる．障害が重度で臥床時間が長い患者では弾性ストッキングや弾性包帯を着用させる，なるべく離床機会を増やすなどの工夫が必要となる．またDVTの徴候(片側性の下腿浮腫やHoman's徴候など)を定期的に確認する，血液検査でD-dimerをフォローすることが早期発見につながる．徴候が出現した際には下肢静脈エコーを行い，DVTの有無を確認することが必要である．

DVTが出現した際には，いかに肺血栓塞栓症の発症を予防するかが重要となる．膝関節より遠位のDVTであれば，慌てて抗凝固療法を行う必要はないが，近位への伸展がないかフォローをすることが必要である．膝関節より近位のDVTの場合には，抗凝固療法の適応となる．歩行に関しては抗凝固療法を行っていれば早期に歩行を行っても新たな肺血栓塞栓症の発症は増加せず，血栓の伸展の減少，疼痛の軽減も期待されるとある[2]が，巨大な浮遊血栓を認める場合は症例ごとの個別の検討が必要とされている(**図1**)．またDVTが存在する局所のマッサージや血栓が存在する関節の積極的なROMなどは控えたほうが無難とは思われる．

2. 虚血性心疾患

回復期リハビリテーション病棟には脳血管障害の患者が多く入院している．また脳血管障害に限らず，高齢，糖尿病，脂質異常症，高血圧など，動脈硬化リスクの高い患者は多く存在し，そのような患者では虚血性心疾患も合併しやすい傾向にある．

虚血性心疾患(特に急性冠症候群：ACS)は急速

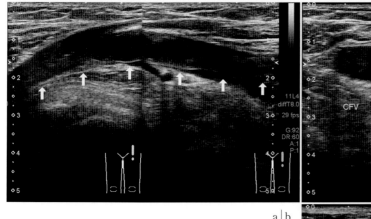
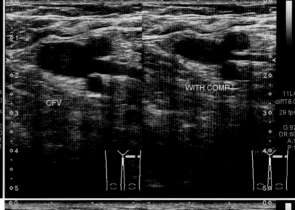

図 1.
a：浮遊する血栓（長軸像）
b：浮遊する血栓（短軸像）
c：肺血栓塞栓症発症後，下肢静脈の血栓は消失している.

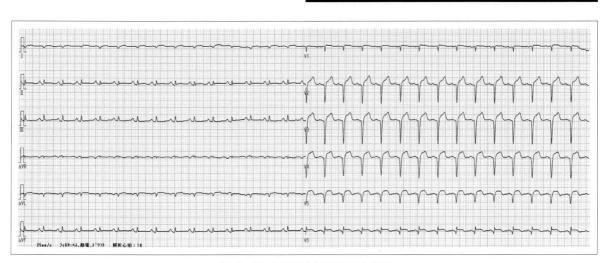

図 2. ST 上昇型心筋梗塞の心電図

に致死的な転帰を辿る可能性があり，発症から素早い対応が必要になる．ACS の主症状は胸痛だが，胸痛には筋骨格系の問題など緊急性の高くないものも含まれる．リハビリテーション医療における安全管理・推進のためのガイドラインでは，ACS の胸痛について下記の通り，文献を元にしたリスク分類を挙げている[3].

・低リスク：胸膜痛，体位により痛みが変化する，

触診で痛みが再現できる，刺すような痛み
・低～中リスク：運動と関係のない胸痛，胸壁の狭い範囲での胸痛
・中～高リスク：胸部圧迫感，以前の心筋梗塞と同じような痛み，以前の狭心症より悪い痛み，嘔気・嘔吐，冷汗を伴う胸痛
・高リスク：肩に放散する胸痛，運動で出現した胸痛

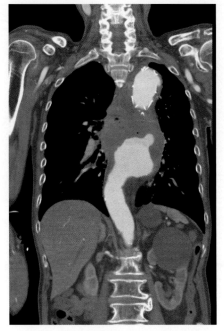

図 3. 胸部大動脈瘤破裂の CT 画像

訓練中に虚血性心疾患を疑う胸痛が出現した場合は心電図（図2）を測定し，専門科への相談が望ましい．安定狭心症であれば安静で症状が消失し，緊急性はないが，症状が改善しない場合はACS の可能性があり，早急な対応が必要である．ただし仮に症状が消失したとしても，その症状が冠動脈由来を疑う場合には今後の運動負荷や訓練プログラムを検討する意味でも，やはり一度専門科へ相談することが望ましいと思われる．

3．心不全

回復期リハビリテーション病棟では，心不全を既往に持つ患者が入院している場合も多々ある．入院中に心不全管理をせざるを得ないこともあるため，治療の概略について述べる．

心不全は，以前は左室駆出率（LVEF）の低下が原因とされていたが，現在はそのような心不全はHFrEF（heart failure with reduced EF）と呼ばれている．一方で，LVEF の保持されている心不全も存在することが明らかになっており，HFpEF（heart failure with preserved EF）と呼ばれるようになっている[4]．心不全の薬物治療についてはHFrEF と HFpEF で若干異なる．HFrEF では交感神経系，レニン・アンジオテンシン・アルドステロン（RAA）系が賦活化され，進行性の左室拡

大と収縮性の低下（リモデリング）が生じるため，それを抑制することが心不全（特に慢性心不全）での治療の中心になっている．そのため ACE 阻害薬，ARB が治療の中心的な役割を果たしている．また MRA も同様の理由で治療に使われるが，ACE 阻害薬，ARB との併用は高カリウム血症のリスクが上昇するため，併用は避けるべきとされている．β遮断薬は交感神経の賦活化に伴うカテコラミンの増加，心拍数・心筋酸素需要量の上昇を抑制することを目的に使用される．利尿薬は心不全患者のうっ血に基づく労作時呼吸困難・浮腫などの症状を軽減するために有効とされている．HFpEF に対する薬物療法として，死亡率や臨床イベント発生率の低下効果が前向きに示されたものはない．そのため，うっ血や高血圧に対する利尿薬や降圧薬による介入が現段階では中心となっている．ただし上記の ACE 阻害薬，ARB，MRA，β遮断薬についても有効というデータもあり，現在研究が進んでいる．

心不全の重症化を防ぐためには，増悪症状の早期発見が重要である．労作時の息切れや起座呼吸，下腿浮腫の有無の確認や，体重，血圧，脈拍の測定は心不全の症状の早期発見のために重要とされている．短期間での体重増加は体液貯留の徴候として心不全の増悪を示唆するため，心不全再発予防において重要な所見となる．定期的な体重測定を行うことで，早期の心不全増悪徴候に気づくことが可能となり，重症化を防止できる．また逆に過度な体重の低下は脱水を示唆し，過度な利尿などの防止に有効である．

また訓練時の運動負荷については CPX（心肺運動負荷試験）を行っていればそれを参考にできるが，ない場合には Borg Scale や心拍数を参考に行うのが望ましい．

4．大動脈瘤

大動脈瘤は破裂するまで基本的に無症候性であり，それに特に気づかず生活している患者も多い．また大動脈瘤の有病率は60歳以上で0.3％という報告があり，決して多くはないものの，破裂

すると救命率は非常に低く，急速に致命的な転帰を辿る場合もあるため，注意が必要な病態である（図3）．

大動脈瘤を持つ患者のリハビリテーションで最も重要なのは血圧管理である．胸部大動脈瘤では収縮期血圧を105～120 mmHg，腹部大動脈瘤でも正常血圧値以下に管理することが望ましいとされる．また使用する降圧薬としてはβ遮断薬が第一選択薬とされており，それでも血圧管理が不良の場合には他の降圧薬（カルシウム拮抗薬やACE阻害薬，ARBなど）を追加していく．また運動時には等張性運動などによる息こらえで急に血圧を上昇させるような訓練プログラムは避けることが望ましい．運動時の収縮期血圧は180 mmHgを超えない範囲で有酸素運動を中心に行うことは許容されるとされる[5]．

なお高齢者では降圧を意識するがあまりに，低血圧によるふらつきやめまい，転倒が出現するリスクもあるため，症状の出現の有無に注意することも重要である．

5．敗血症

肺炎や尿路感染症などの感染症は非常にありふれており，また回復期リハビリテーション病棟内で対応が可能なケースも多い．一方で，重篤な感染症は敗血症性ショックへと移行する場合もあり，どこまでが回復期リハビリテーション病棟内で対応が可能かの判断に悩む場合も多々ある．高度の頻脈や血圧低下，酸素化低下，意識障害などをきたす場合には判断に悩むまでもないと思われるが，可能であれば早めに重症化のリスクを察知できるに越したことはない．

そのための1つの判断材料として，「悪寒・戦慄」が挙げられる．悪寒・戦慄を伴う発熱は菌血症の可能性が高く，より慎重な対応が求められる[6]．また，悪寒・戦慄を伴わずとも，感染症を疑う発熱の場合には血液培養（最低2セット）をはじめとした培養を採取することが望ましい．不適切な抗菌薬治療による感染症の重症化や薬剤副作用，細菌の耐性化を防ぐためにも，「感染のフォーカス

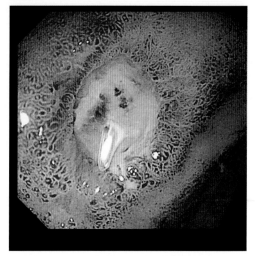

図4．ロキソニン®（NSAIDs）内服中に下血をきたした患者の上部消化管内視鏡画像
すでに止血しているが胃潰瘍を認める．

の検索」「起因菌の同定」を意識する必要がある．

なお余談だが，高齢者では"発熱・嘔吐・下痢"という主訴の菌血症も存在する．このようなケースに対して対症療法をする場合でもとりあえず血液培養のみ採取しておけば，後に培養が陽性となった際に迅速に抗菌薬を開始することが可能である．

6．消化管出血

回復期リハビリテーション病棟では脳梗塞後や骨折後の患者が多く，前者では再発予防目的で，後者では深部静脈血栓症に対して抗凝固薬や抗血小板薬を内服している患者が多い傾向にある．そのような患者は逆に出血傾向となるため，予期せぬ消化管出血を生じる場合がある．また疼痛管理で非ステロイド性抗炎症薬（NSAIDs）を内服している患者も消化管潰瘍からの出血を生じる場合がある（図4）．特に上部消化管出血は大量出血をきたすこともあるため，早期発見が必要である．

患者が心窩部痛などの症状を訴えた場合には便潜血検査，黒色便，鮮血便の有無の確認を行うことが望ましい．また定期的な血液検査での貧血の進行の有無の確認も有効である（ただし，超急性期の出血では貧血や黒色便・血便が認められない場合もあるため注意が必要である）．

7．電解質異常

腎機能障害を持つ患者や高齢者では，気づかな

いうちに電解質異常が進行している場合がある．電解質異常は早期発見により予防が可能なため，定期的な採血の確認が望ましい．また漫然とした薬剤の使用により電解質異常が出現する場合があるため，常に薬剤の使用が適切かチェックすることが必要である．特に以下の薬剤は電解質異常を起こしやすい傾向にあるため注意が必要である．

- **NSAIDs**：高カリウム血症
- **ACE 阻害薬，ARB，スピロノラクトン**：高カリウム血症
- **ビタミン D 製剤**：高カルシウム血症
- **酸化マグネシウム**：高マグネシウム血症
- **ループ利尿薬**：低カリウム血症
- **サイアザイド系利尿薬**：低ナトリウム血症，低カリウム血症

文　献

1) 日本老年医学会（編）：高齢者の安全な薬物療法ガイドライン 2015，メジカルビュー，2015.
　　Summary 増えつつある薬剤副作用をどう防ぐかの参考になる．
2) 日本循環器学会（編）：肺血栓塞栓症および深部静脈血栓症の診断，治療，予防に関するガイドライン（2017 年改訂版），2018.
　　Summary 医学的治療だけでなく，リハビリテーションについても詳しく記載してあり，網羅的な知識の整理になる．
3) 公益社団法人日本リハビリテーション医学会 リハビリテーション医療における安全管理・推進のためのガイドライン策定委員会（編）：リハビリテーション医療における安全管理・推進のためのガイドライン第 2 版，診断と治療社，2018.
　　Summary 安全にリハビリテーションを行うためのガイドライン．
4) 日本循環器学会／日本心不全学会（編）：急性・慢性心不全ガイドライン（2017 年改訂版），2018.
　　Summary 心不全の治療・リハビリテーションについて非常に参考になるガイドライン．
5) 日本循環器学会（編）：大動脈瘤・大動脈解離診療ガイドライン（2011 年改訂版），2011.
　　Summary 大動脈瘤の運動負荷などについて詳しく記載してある．
6) 上田剛士：ジェネラリストのための内科診断リファレンス，医学書院，2014.
　　Summary 診断のために必要な病歴聴取・身体所見・検査をどのように行うかをエビデンスに則って記載しており，いつでも参考になる書籍．

MB Med Reha **No.251**：**19-24**, 2020

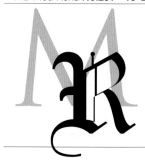

特集／今こそ底上げ！回復期リハビリテーション病棟におけるリスク管理

回復期リハビリテーション病棟における高頻度な合併症対策

新谷可恵*

Abstract 　回復期リハビリテーション病棟に入院する患者には様々な併存疾患があり，その全身状態は不安定であることも多い．入院中高頻度にみられる状態変化の中には生命予後に悪影響を与えるような重篤なものもある．しかし，過度に対応し，頻繁に訓練中止となるようであれば，リハビリテーションの機会を失い，廃用症候群を招くこととなる．このため，重篤な合併症と，そうでないものを鑑別することは重要である．
　発熱，意識障害，一過性意識消失，痙攣，嘔吐，浮腫はよくみられる状態変化である．それぞれに重篤な合併症が潜んでいる場合もあるため，その鑑別をすることが求められる．バイタルサインから全身状態を評価した後，随伴症状なども参考として診断の絞り込みをすることとなる．

Key words 　回復期リハビリテーション病棟(kaifukuki rehabilitation ward)，合併症(complications)，発熱(fever)，意識障害(disturbance of consciousness)，浮腫(edema)

はじめに

　回復期リハビリテーション病棟に入院する患者には様々な併存疾患があり，その全身状態は不安定であることも多い．入院中高頻度にみられる状態変化の中には生命予後に悪影響を与えるような重篤なものもある．しかし，過度に対応し，頻繁に訓練中止となるようであれば，リハビリテーションの機会を失い，廃用症候群を招くこととなる．このため，重篤な合併症と，そうでないものを鑑別することは重要である．

　発熱，意識障害，一過性意識消失，痙攣，嘔吐，浮腫はよくみられる状態変化である．それぞれに重篤な合併症が潜んでいる場合もあるため，その鑑別をすることが求められる．本稿ではこれらの高頻度にみられる状態変化について対応例を紹介する．

発　熱

　発熱は入院患者に生じる代表的な状態変化である．鑑別診断には第一に感染症が挙げられるが，重篤化すると敗血症に至り致命的となる場合もあるため，早急な対応が必要である．

1．緊急性の評価と対応

　患者の発熱をみたときは，まず敗血症の有無，循環不全の徴候を確認する．敗血症と循環不全は死に至るリスクがあるため，早期診断が必須である．評価方法として qSOFA(quick Sequential (Sepsis-Related) Organ Failure Assessment) や Shock Index があり，これらの評価項目に含まれるように，緊急性の評価にはバイタルサインが非常に重要である．

　敗血症とは，感染によって宿主生体反応の統御不全により臓器機能不全を呈している状態を指

* Kae SHINTANI，〒 613-0034　京都府久世郡久御山町佐山西ノ口 100　京都岡本記念病院リハビリテーション科，医員

表 1. qSOFA
3項目中2項目以上を満たせば敗血症を疑う.   • 呼吸数上昇　≧22回/分   • 意識障害　GCS<15   • 血圧低下　収縮期血圧≦100 mmHg

GCS：Glasgow Coma Scale

（文献1より）

表 2. Shock Index
心拍数/収縮期血圧   >0.7で循環不全を示唆する.   （健常人では0.5〜0.7）

（文献2より）

す. 診断のための簡単な指標として qSOFA がある（**表1**）[1].

循環不全徴候の示標として Shock Index がある（**表2**）. >0.7で有意な死亡リスク因子とされる[2].

簡便に身体所見で確認できる循環不全徴候として CRT（capillary refilling time：網細血管再充満時間）がある. CRT は爪床を5秒間強く圧迫し, 圧迫を解除してから色調が元に戻るまでの時間を指し, CRT 4秒以上で循環不全を示唆する[3]. また, 悪寒戦慄を伴う発熱は菌血症の可能性が高い[4].

リハビリテーション単科病院の場合, どの時点で急性期病院への搬送を依頼するかが悩ましい点である. 施設によって対応できる医学的処置に差があるため, 医師の判断が重要である. 筆者は上記のような敗血症や循環不全を疑う所見があれば, 全身管理が必要となるため専門科にコンサルトをするようにしている. また, 自施設で治療が完結できるかどうかを基準にしている.

敗血症を疑う症例では, 早期に抗菌薬を投与することが望ましい. また, その後の治療マネジメントにかかわるため, 抗菌薬投与前に培養検体を必ず採取しておきたい. 血液培養なら2セットの採取が基本であり, 気道感染を疑うなら喀痰培養, 尿路感染症を疑うなら尿培養が必要である. しかしスタッフが検査に慣れておらず時間がかかってしまう場合は, 急性期病院の救急外来で検査するほうがスムーズなことも多いため, 自施設での検査にこだわらないことも重要である. 点滴ルートを確保して補液を行いながら, 並行して搬送の準備を進めるようにする.

2. 原因検索と対応

緊急性がないと判断できれば, 落ち着いて原因の同定を行う. 発熱の原因として多い感染症は肺炎, 尿路感染症, 胆道感染である. 聴取すべき病歴と, 評価のための所見や検査を以下にまとめた.

1）肺　炎

バイタルサインでは呼吸数増加, SpO$_2$の低下が認められることが多い. 診察では, 胸部聴診で湿性ラ音や呼吸音減弱を確認する. 病歴では, 直近の喀痰量の変化, むせのエピソード, 誤嚥の基礎疾患となり得る脳血管障害の既往などを聴取する. 胸部単純 X 線などの画像評価を行い, 抗菌薬投与を行う.

2）尿路感染症

回復期リハビリテーション病棟に多い頚髄損傷, 脳卒中後では神経因性膀胱の合併が多い. 脳卒中においては, 神経因性膀胱による排尿障害は30〜40%にみられる[5]. 前立腺肥大症の併存がある患者も尿閉リスクがあるため注意を要する. 尿道カテーテルの存在はカテーテル関連感染症のリスクとなる[6].

排尿頻度や排尿時痛など膀胱刺激症状, 尿の性状, 肋骨脊柱角（costovertebral angle：CVA）の叩打痛, 直腸診で前立腺の圧痛を確認する. 一般尿検査で濃尿の有無, エコーでの残尿や腎盂拡大の評価をし, 治療は抗菌薬投与を行う.

3）胆道感染

患者は嘔気嘔吐, 腹痛を訴えることが多い. 右季肋部の圧痛, Murphy 徴候を診察し, エコーで胆嚢壁肥厚や胆泥を, 採血検査で胆道系酵素上昇の有無を確認する. 治療は抗菌薬投与を行う.

4）その他の発熱

入院中の発熱の原因として頻度が高いものの覚え方に「6Ds」がある（**表3**）. 発熱の原因がわからなかった場合, 6Ds の項目を今一度確認し直すのは有効である.

意識障害

中枢神経系疾患による入院患者が多い回復期リハビリテーション病棟では, 意識障害をきたす患

表 3. 「6Ds」入院患者の発熱の原因

	原　因	対　応
Device	点滴ルートや尿道カテーテル，経鼻胃管などのデバイス由来の感染症	刺入部の皮膚に炎症所見がないか確認し，可能な限り抜去する．
Drug	薬剤熱	新規に開始した薬剤がないか確認し，可能であれば休薬して熱型を観察する．
C. Difficile 感染症	偽膜性腸炎	下痢の有無，抗菌薬使用歴を確認し，腹部診察と便中 CD 毒素のチェックをする．
CPPD	ピロリン酸カルシウム結晶沈着症（calcium pyrophosphate dehydrate deposition），偽痛風のことであり，その他結晶誘発性関節炎も含む．	関節痛の有無や関節の炎症所見を確認する．
Decubitus	褥瘡，創部感染症	活動度が低い患者や脊髄損傷，脳卒中，末梢神経障害などで感覚障害がある患者で褥瘡を特に疑う．術後の患者では創部を観察し，また褥瘡の有無は必ず背部や殿部，靴下を脱がせて足趾まで確認する．
DVT	深部静脈血栓症	症状として下腿浮腫が真っ先に浮かぶが，発熱を伴うことがある．浮腫の評価や下肢静脈エコーを行う．

者も多い．意識障害自体がバイタルサインの異常であり，早急な対応が必要である．

1．緊急性と初期評価

バイタルサインおよび身体所見から呼吸，循環が保たれているか確認する．発熱の項で述べたqSOFA にも意識の評価項目があるように，敗血症や循環不全の一症状として意識障害を呈している場合がある．したがって，敗血症や循環不全の場合は，その対応をしながら原因検索，または専門科へのコンサルト・急性期病院への搬送を検討する．

血圧低値，頻呼吸であれば発熱や敗血症，出血を，血圧高値であれば頭蓋内疾患の可能性を念頭に置く．また，昏睡で深く速い呼吸を伴う場合は糖尿病性昏睡や，尿毒症など代謝性アシドーシスを考慮する．血糖測定は簡便かつ迅速に行える検査なので，初期評価としてルーチン的に行っても良いかもしれない．

2．性状の評価

意識障害は認知機能や理解度，思考の清明さ，記憶の正確さ，注意力，自発性などが低下する症状で表れることがある．筆者の経験では「いつもは自分から進んでお茶を飲むのに今日は全然飲もうとしない」「いつもより介助量が多い，姿勢が崩れやすい」「いつもの担当者の名前が言えなくなった」などのスタッフの報告を受けて意識障害を疑った例があった．回復期リハビリテーション病棟に多い脳卒中患者では，急性期の意識障害から回復する過程で通過症候群をきたしている場合も多く，「普段の意識レベル」を常日頃から把握しておくことが大切である．

意識障害には，昏睡や傾眠のように「起きているか，寝ているか」，すなわち意識混濁の程度で表されるものだけでなく，意識の変容として表れるものもある．精神現象の混乱が主になった状態であり，せん妄や急性錯乱状態などが含まれる．活動型せん妄は意識混濁に精神運動興奮や幻覚妄想などが加わった状態であり，脳機能の急性障害を反映している．頭蓋内疾患だけでなく，発熱などでも起こり得る．せん妄には不活発型も存在し，意識障害の鑑別として常に考慮する必要がある．

3．原因検索と対応

原因検索には病歴が重要である．発症までの経過，基礎疾患，既往歴，使用薬剤は必ず確認する．急性発症であれば脳卒中や大動脈解離，肺塞栓症などの血管障害を，変動する意識障害ではせん妄を疑う．また，基礎疾患に糖尿病があれば血糖異常が，脂質異常症や高血圧症などの脳血管障害リスクとなる疾患があれば脳卒中が鑑別に挙がる．低血糖の場合，敗血症による二次的な低血糖の可能性を忘れないようにする．脳卒中患者であれば症候性てんかん（非痙攣性てんかん重積状態：痙

表 4. せん妄のリスク因子

| 低栄養　脱水　便秘症　頻尿　疼痛　酸素化異常 |
| 電解質異常　血糖異常　抑制　膀胱留置カテーテル |
| 点滴ルート　モニター　多剤の内服 |

（文献 7 より）

攣を伴わないてんかん発作）や脳卒中再発，続発性水頭症が疑われる．COPD（慢性閉塞性肺疾患）など呼吸器疾患を持つ患者であれば，低酸素血症や CO_2 ナルコーシスが考えられる．頻回転倒の患者や頭部打撲歴があれば慢性硬膜下血腫や脳挫傷を除外する．薬剤では利尿薬による脱水や電解質異常，眠剤や抗てんかん薬による薬剤性の意識障害，インスリンや糖尿病薬を内服中であれば血糖異常が考えられる．

血液検査や血液ガス分析，頭部画像検査を必要に応じて行う．低血糖であればブドウ糖の静注を行う．せん妄を疑う場合は**表 4**のようなリスク因子が参考となる[7]．

一過性意識消失

一時的な意識障害を呈するもののうち，脳の血流低下によるものは失神と呼ばれる．失神は反射性失神，起立性低血圧による失神，心原性失神に分類される．心原性失神は失神を経験しなかった場合と比較し死亡のハザード比が約 2 倍となるため注意が必要である[8]．

失神以外の一過性意識消失の原因には低血糖，てんかん発作，椎骨脳底動脈の一過性脳虚血発作，くも膜下出血，心因性などがある．併存疾患や意識消失以外の症候，意識消失時のエピソードより鑑別を考える．舌咬創や失禁，健忘，発作後の混乱などがあればてんかん発作の可能性が上がる[9]．

初期評価で循環不全徴候があれば出血や肺塞栓症，心不全，敗血症など全身の循環不全に伴う失神を示唆するため早急な対応を要する．反射性失神では感情変化や咳嗽，排便，食事後など，起立性低血圧ではパーキンソン病などの神経疾患，糖尿病などが原因となる．

心原性失神は房室ブロック，頻脈不整脈，弁膜症や心筋梗塞，大動脈解離などが原因となる．心疾患の既往，体位変換を伴わない失神，突然死の

家族歴，高齢などの要因で疑い，精査を行う．新規の症状でかつ原因が明らかでない場合は当日の訓練は基本的に中止する[8]．

痙 攣

1．対 応

緊急の処置が必要となるのは全身性強直痙攣が続く場合である．意識消失し，歯を食いしばり体幹四肢の筋を強直させる．この間，意識障害だけでなく呼吸が停止しているため，発作を止める必要がある．気道確保したうえでジアゼパムを静注する．効果持続時間は短いため，その後，長時間作用型の抗てんかん薬を投与する．

2．原因検索

痙攣発作は頭蓋内疾患による二次的な症状と考えがちだが，心肺停止や甲状腺機能亢進症，電解質異常なども原因になり得るため，発作を止めた後は必ず原因検索を行う．頭部 CT 画像や採血検査を行い，抗てんかん薬を内服していた場合は怠薬がなかったか確認する．

嘔 吐

嘔吐は消化管の問題以外に中枢神経，前庭神経，代謝・内分泌，薬剤などが原因となる．緊急の対応が必要な疾患として脳卒中，急性心筋梗塞，大動脈解離，心不全，腸閉塞，急性膵炎，急性胆嚢炎がある．脳卒中，特に小脳病変の患者では訓練中に嘔気嘔吐を伴うことは多い．嘔吐後は吐物の誤嚥に注意し，安全な体位をとり，必要であれば吸引を行う．原因が不明な場合，その他バイタルサインの異常を伴う場合は訓練を中止する[8]．

浮 腫

麻痺や低 ADL，下肢術後の患者で多く併存するのが浮腫である．深部静脈血栓症（deep vein thrombosis；DVT）や肺塞栓症など浮腫の原因が管理上リスクとなることが多い．また浮腫があることで動きにくさが生じリハビリテーションの阻

表 5. Well's スコア

	点数
活動性のがん	1点
麻痺，または最近のギプス固定	1点
3日以上の寝たきり，3か月以内の手術	1点
下肢深部静脈分布に沿った圧痛	1点
下肢全体の腫脹	1点
ふくらはぎの左右差>3cm	1点
下肢の圧痕性浮腫	1点
表在静脈側副路の発達	1点
DVTの既往	1点
DVTと同じくらい可能性のある他の診断がある	−2点

確率	点数
低確率	0点
中確率	1〜2点
高確率	≧3点

DVT：深部静脈血栓症

（文献10より）

害因子になり得るので対応が必要である.

1．緊急性の評価

まずは発症までの経過，呼吸苦などの自覚症状の有無，バイタルサイン，全身性浮腫か局所性浮腫かを確認する．急性発症の浮腫では心不全や腎不全の急性増悪，アナフィラキシーなどが鑑別に挙がり，バイタルサイン不安定の場合は呼吸不安定や循環不全の対応をしながら専門科へのコンサルトを検討する.

2．原因検索

全身性浮腫では心機能，腎機能，電解質，アルブミン値や甲状腺機能を評価する．薬剤も浮腫の原因となる．抗うつ薬や降圧薬，プレガバリンやNSAIDs（非ステロイド性抗炎症薬）など回復期リハビリテーション病棟で頻用の薬剤も原因となるため，疑わしければ休薬を試みる.

局所性の浮腫では，関節炎や蜂窩織炎など炎症所見がないか，傷がないかを靴下まで脱がせて確認をする．下肢の術後では局所の還流障害から浮腫を呈することが多い．DVTはWell'sスコア（表5）[10]が参考にできる．リスク因子（表6）も確認し，疑わしい場合には下肢静脈エコーを行う．DダイマーはDVTに対しては感度が高く，除外診断に有効である.

3．DVTの対応

エコーでDVTの診断がつけば治療を検討する．治療の主な目的は肺塞栓症の予防である．血栓が中枢型か末梢型かによって治療方針は異な

表 6. DVTのリスク因子

下肢麻痺　骨折　外傷　関節リウマチ　熱傷　肥満　心肺疾患　感染症　ネフローゼ症候群　脱水　下肢ギプス固定　長時間座位　長期臥床　加齢　喫煙　薬物（ステロイド，エストロゲン製剤）

り，中枢型DVTでは急性肺塞栓症と同様抗凝固療法を行うことがガイドライン上推奨クラスⅠ［検査法・手技や治療が有効であるというエビデンスがあるか，あるいは見解が広く一致している］となっている[11]．出血リスクや腎機能を考慮し抗凝固療法を行い，3か月間は投与を行う．末梢型DVTに対する抗凝固療法はエビデンスが十分でない．筆者は無症候性かつ血栓リスクが高くない患者であれば2週間後にエコーを再検し，中枢伸展の有無を確認することが多い.

回復期リハビリテーション病棟で大切なのが安静度だが，ガイドライン上，「DVTの初期治療において抗凝固療法が行えた場合には，ベッド上安静より早期歩行を推奨する」[11]とあり，抗凝固療法を施行していれば早期歩行を行っても新たな肺塞栓症は増加せず，DVTの血栓進展は減少し疼痛も改善するとされる．しかし抗凝固開始後どのくらい早期に離床を開始するかは365日リハビリテーションを行っている回復期リハビリテーション病棟では実際のところ悩む問題である．患者を離床させるスタッフが肺塞栓症の発症リスクに対して強い不安を抱いていることもある．筆者は無症候性末梢型であれば安静度変更はせず離床を継

続し，無症候性中枢型で遊離血栓などを認めない場合，直接経口抗凝固剤（direct oral anti coagulants；DOAC）の開始翌日（週末を挟む場合は翌週）の日勤帯に離床を開始するようにしている（ヘパリンやワーファリンを使用していればAPTT（活性化部分トロンボプラスチン時間）やPT-INR（プロントロビン時間）が治療域に達していることを確認した後行う）．これはリスク管理と離床させるスタッフの心理面への配慮の2つの意味で行っている．また，抗凝固療法の開始にあたっては患者へ出血リスクについて十分な説明が必要である．入院時にリスクのある患者やその家族に対してはDVTと肺塞栓症について説明を行うことが望ましい．

おわりに

回復期リハビリテーション病棟に多い合併症とその鑑別，対応について述べた．いずれの症候においても緊急性の評価にはバイタルサインが重要であり，早急な初期評価，身体診察や病歴による鑑別と治療が患者の予後悪化を防ぐ．また薬剤，食事量，デバイス，排便排尿コントロールなど様々な合併症にかかわる因子に対し日々変化する患者の状態に合わせて対応していくことが予防につながる．

文　献

1) Singer M, et al：The Third International Consensus Definitions for Sepsis and Septic Shock. *JAMA*, **315**：801-810, 2016.
   Summary 2016年改訂された敗血症の新定義．従来の定義で「重症敗血症」に相応するものとして敗血症が定義，その診断基準としてqSOFA（一般病棟や救急外来受診患者が対象）を使用する．
2) Berger T, et al：Shock Index and Early Recognition of Sepsis in the Emergency Department：Pilot Study. *West J Emerg Med*, **14**(2)：168-174, 2013.
3) Lara B, et al：Capillary refill time during fluid resuscitation in patients with sepsis-related hyperlactatemia at the emergency department is related to mortality. *PLoS One*, **12**(11)：e0188548, 2017.
   Summary 末梢循環のマーカーであるCRTが異常値を示す敗血症患者は正常CRTの患者よりも高い死亡率を示した．
4) Coburn B, et al：Does This Adult Patient With Suspected Bacteremia Require Blood Cultures? *JAMA*, **308**(5)：502-511, 2012.
5) 下堂薗恵，川平和美：1. 脳血管障害 2)回復期・維持期．米村恭三（監），最新リハビリテーション医学，第2版，pp. 291-227，医歯薬出版，1999.
6) Nicolle LE：Catheter associated urinary tract infections. *Antimicrob Resist Infect Control*, **3**：23, 2014.
7) Inouye SK：Delirium in Older Persons N Engl J Med, **354**(11)：1157-1165, 2006.
8) 公益社団法人日本リハビリテーション医学会 リハビリテーション医療における安全管理・推進のためのガイドライン策定委員会：リハビリテーション医療における安全管理・推進のためのガイドライン第2版，診断と治療社，2018.
9) Sheldon R, et al：Historical criteria that distinguish syncope from seizures. *J Am Coll Cardiol*, **40**(1)：142-148, 2002.
10) Wells PS, et al：Does this patient have deep vein thrombosis? *JAMA*, **295**：199-207, 2006.
11) 日本循環器学会ほか：肺血栓塞栓症および深部静脈血栓症の診断，治療，予防に関するガイドライン（2017年改訂版），2018.

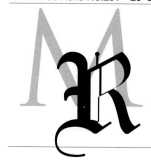

特集／今こそ底上げ！回復期リハビリテーション病棟におけるリスク管理

回復期リハビリテーション病棟における薬剤のリスク

今井由里恵*

Abstract　回復期リハビリテーション病棟(以下，回復期病棟)の入院患者には高齢者が多く，多剤併用となりやすい．高齢者は多剤併用や薬物動態の変化により薬物有害事象や服薬アドヒアランスの低下を招き，ポリファーマシーとなりやすい．入院時から退院時まで常に処方内容を見直し，不要な処方を減らす努力が必要である．また，薬剤毎に起こり得る薬物有害事象を把握しておき，新規の症状が出現した際には薬物の関与を疑う．長期内服により薬物有害事象が発生する場合もあるため，リスクがある薬剤は漫然と投与することを避ける．薬剤のリスク管理は医師だけでなく看護師，セラピスト，薬剤師など多職種で関心を持つことが重要である．

Key words　ポリファーマシー(polypharmacy)，薬物有害事象(adverse drug event)，服薬アドヒアランス(medication adherence)

はじめに

回復期リハビリテーション病棟(以下，回復期病棟)において，薬剤のリスク管理は重要である．適切な処方を行うこと，薬剤によって起こり得る有害事象を予測し予防することは，良好な予後を達成することにつながる．また不要な薬剤を減薬し最小限の処方数に抑えることで，患者が自らの意思で服薬を遵守する服薬アドヒアランスの向上も期待できる．本稿では，回復期病棟における薬剤のリスク管理のポイントや注意すべき薬剤について解説する．

回復期リハビリテーション病棟の現状

1．高齢者には薬物有害事象が起こりやすい

回復期病棟に入院する患者には高齢者が多い．『平成30(2018)年度回復期リハビリテーション病棟の現状と課題に関する調査報告書』には，回復期病棟の入院患者の平均年齢は76.5歳[1]と報告されている．

高齢者と薬剤に関する問題として，ポリファーマシーがある．ポリファーマシーとは単に薬剤数が多いことではなく，それに関連して薬物有害事象のリスク増加，服薬過誤，服薬アドヒアランスの低下などにつながる状態である[2]．高齢者は，①複数の疾患を有するために複数科を受診し，多剤併用となりやすいこと，②慢性疾患が多く，長期服用することが多いこと，③症状が非定型的で対症療法として薬剤が処方されやすいことから，服薬する薬剤数が多くなりやすい．服薬数の増加は薬物有害事象の発生につながる．また，高齢者は加齢による代謝・排泄能の低下などで血中濃度が上昇しやすく，薬剤の効果が増大しやすい場合がある．この薬物動態の変化も薬物有害事象の発生の原因となり得る．

なお，何剤からをポリファーマシーとするかの明確な基準はない．一般的には6剤以上で薬物有害事象の発生頻度増加に関連したという報告がある[3]．厚生労働省の報告によると，75歳以上では

* Yurie IMAI, 〒362-8567 埼玉県上尾市西貝塚148-1 埼玉県総合リハビリテーションセンターリハビリテーション科

表 1. 時期別の薬剤リスク管理チェックリスト

```
入院時
□原疾患の治療は？
□併存疾患の治療は？　コントロールは？
□入院前の薬剤管理方法は？
□認知機能は？
□薬剤有害事象の可能性がある症状はあるか？
□薬物有害事象を起こし得る薬剤はあるか？

定期処方日
□併存疾患のコントロールは適正か？
□不要な処方はないか？

症状出現時
□薬物有害事象の可能性はあるか？

退院前・自己管理開始前
□退院後の薬剤管理方法は？
□管理しやすい剤形，処方数，内服回数となっているか？
```

7剤以上処方されている割合が多い[4]とあり，高齢者はポリファーマシーとなりやすいことが推測される．ただし，処方数自体が問題なのではなく，多剤併用が必要な場合もあれば少ない服薬数でも問題が起こる場合がある．処方内容が適正かどうかが重要である．

2．薬物有害事象と回復期病棟との関係

回復期病棟は疾患によって入院期間が規定されている．また，平成 28(2016)年度からは，ADL の改善度と入院日数を基に算出する実績指数により入院基本料が規定されることとなった．入院中に合併症が発生すると，訓練の中止や負荷量の変更をせざるを得ないことがあり，結果的に良好な予後を達成できない場合や入院期間の長期化が起こり得る．回復期病棟という特殊性からみても，薬剤有害事象の軽減は重要である．

薬剤管理における注意点

では，どのようなことに注意してリスク管理を行う必要があるだろうか．ここでは患者が入院してからの期間別に記載する(表1)．

1．入院時

入院時はこれまでの処方を確認する良い機会である．原疾患だけでなく併存疾患の有無や重症度，コントロールの程度を確認する．内服理由がわからないものは，患者本人や家族，必要があれ

ば紹介元やかかりつけ医に確認する．また，退院後の薬剤管理に向けて入院前の薬剤管理方法の確認や認知機能の評価も行うことが望ましい．

入院時にある症状が薬物有害事象である可能性があるため，抱えている症状の内容や程度，薬剤との関連を確認する．確認した時点では症状がなくとも長期的に有害事象を起こし得る薬物の使用の有無も確認しておく．特に高齢者では有害事象を起こしやすく，投与を慎重に検討する薬剤がある．

急性期は患者の状態が刻々と変化する状態であり，急性期病棟で出現した症状に対して処方されていた薬剤が，状態の改善に伴い回復期病棟では不要となることがある．例えば，脳卒中患者や整形外科疾患の患者は発症直後や術後などにせん妄となることがあるが，回復期病棟に転入後改善するのはよく見かける光景である．そのような患者に漫然と抗精神病薬を投与し続けるのは転倒や誤嚥のリスクにつながる．また，長期間使用することで有害事象を起こし得る薬剤がある．入院中は環境の変化やストレスなどで不眠となり，ベンゾジアゼピン系薬を内服している患者がいるが，ベンゾジアゼピン系薬は長期服用により認知機能低下をきたす場合がある．入院時に必要性を再考し，また患者に長期内服による弊害を伝え，非薬物療法などの代替案や漸減中止を提案する．

このように，前医の処方を踏襲し続けるのではなく，患者の状態に応じた調整が必要である．

2．定期処方日

処方日は必ず処方内容をみることになる．血圧や血糖管理を始め，併存疾患のコントロールが適正か，不要な処方がないかを確認する．もちろん必要な処方は継続するが，慎重に投与する必要がある薬剤を把握しておくだけでも注意喚起につながる．

3．症状出現時

入院中新規症状が出現した場合は，それが薬物有害事象でないかを確認する必要がある．ある症状に対して薬剤で対応し，その薬剤によって生じ

表 2. 服薬アドヒアランスを良くするための工夫

① 服薬数を少なく	降圧薬や胃薬など同効果2～3剤を力価の高い1剤か合剤にまとめる
② 服用法の簡便化	1日3回服用から2回あるいは1回への切り替え
③ 介護者が管理しやすい服用法	出勤前,帰宅後などにまとめる
④ 剤形の工夫	口腔内崩壊錠や貼付剤の選択
⑤ 一包化調剤の指示	長期保存できない,途中で容量調節できない欠点あり 緩下剤や睡眠薬など症状によって飲み分ける薬剤は別にする
⑥ 服薬カレンダー,薬ケースの利用	

(文献6より引用)

た薬物有害事象に対し,さらに薬物で対処し続ける状態は,処方カスケードと呼ばれる.処方カスケードは処方数を増加させる原因の1つである.例えば,骨折後の疼痛に対して非ステロイド性消炎鎮痛薬(non-steroidal anti-inflammatory drug；NSAIDs)を内服している患者が心窩部痛をきたし,それに対しプロトンポンプ阻害薬(proton pump inhibitor；PPI)を処方する.PPIにより生じた下痢に対して整腸剤を処方する,という状態がこれに当たる.この場合,疼痛が本当に薬剤を内服する必要がある状態なのかを検討することで処方数の減少につながるだけでなく,有害事象の減少にもつながる.

4. 退院前・自己管理開始前

退院後在宅生活を再開する患者には特に,服薬アドヒアランスの課題が残る.薬剤は正しく服用することで初めて効果を発揮する.また,突然の薬剤の減量・中止は薬物有害事象を招きかねない.このため,服薬アドヒアランスの維持・向上は重要である.高齢者は薬剤管理能力が低下するため服薬アドヒアランスが低下しやすく,多剤併用は服薬アドヒアランスの低下をきたすことが報告されている[5].なるべく少ない内服回数,薬剤数にすることが望ましい.日本老年医学会発行の『健康長寿診療ハンドブック』には,服薬アドヒアランスを良くするための工夫が記載されている(表2)[6].

リスク管理のうえで注意すべき薬剤

ここでは回復期病棟で使用されている薬剤を中心に,注意すべき薬物有害事象や合併症について述べる.同じく日本老年医学会発行の『高齢者の安全な薬物療法ガイドライン2015』[7]では,高齢者

に対し慎重に投与すべき薬剤リストを記載しているため参照されたい.

1. 抗血栓薬

抗血栓薬は凝固因子や血小板作用を抑制する薬剤の総称である.回復期病棟では脳梗塞に罹患した患者の再発予防や股関節・膝関節手術を受ける患者の深部静脈血栓予防として使用されることが多い.近年は直接経口抗凝固薬(direct oral anti-coagulants；DOAC)が使用されることも増えてきた.脳梗塞の急性期には抗血小板薬を2剤併用することがあるが,長期間の内服継続は出血リスクを増加させるため,1年以上の併用は推奨されていない[8].転入時に抗血小板薬を2剤併用している場合は,処方の理由や継続期間を確認することが望ましい.

整形外科手術における深部静脈血栓症予防目的の抗凝固薬内服は,周術期のみの短期間である.例えば,リクシアナ®は術後15日間以上投与したい場合の有効性および安全性は検討されていない[9].近年,回復期病棟では発症・受傷後早期の受け入れが増加しており,抗凝固薬を内服した状態で転入する例もある.投与期間を把握しておく必要がある.

抗血栓薬を使用している患者では,出血傾向に注意が必要である.ワルファリンのように血液検査で効果を判定できる薬剤は,定期的に検査データを確認する.血液検査で効果を判断しない薬剤においては,出血を起こし得る薬剤を使用していることを念頭に置くことが重要である.

出血傾向の症状としては消化管出血による起立性低血圧,打撲や転倒による頭蓋内・皮下・筋肉内血腫などがある[10].その他ベッド柵にぶつかるなどの軽微な外傷や徒手的な抵抗運動でも血腫を

形成することがある.

特殊な副作用としては, 抗血小板薬であるシロスタゾールは頻脈を起こすことがあり, 介入中は動悸の有無の確認やバイタルサインの測定を行う.

2．制酸薬

急性期病棟ではストレス性潰瘍予防に制酸薬が投与されることが多いが, 回復期病棟に転入時も継続されていることがある. 制酸薬のうちH_2受容体拮抗薬は, 内服によりせん妄・認知機能低下を起こす場合がある. 急性期病床で一時的に投与されており, 転入時に内服の明らかな理由がない場合は中止を検討する. PPIは長期間の内服により下痢を呈することがある. 高齢者は下痢により容易に脱水をきたしやすく, 起立性低血圧を誘発し転倒につながりかねない. 明らかな内服理由がない場合は中止を検討する.

3．抗痙縮薬

抗痙縮薬は, 回復期病棟では脳疾患や脊椎疾患による痙縮に対して使用されている場合が多い. 抗痙縮薬の代表的な副作用としては眠気, ふらつきがある. バクロフェンやチザニジンに多いが, チザニジンは比較的副作用が少ないといわれている[11]. 用量が多いほど起こりやすいが, 副作用が出現する投与量は患者によって異なる. 転倒に至る可能性もあるため, 開始時や増量時は患者や医療スタッフに周知し, 注意点を説明する. リハビリテーションや日常生活の阻害となっている場合は減量・中止を検討する.

4．鎮痛薬

回復期病棟では肩関節周囲炎や中枢性疼痛, 術後の創部痛など様々な理由で鎮痛薬を内服している例が少なくない. 鎮痛薬にはアセトアミノフェンやNSAIDs, オピオイド, 鎮痛補助薬などがあり, 疼痛の原因や程度によって使い分ける.

NSAIDsは消化性潰瘍などの胃腸障害を高頻度に合併する. 消化管出血による循環血漿量減少により起立性低血圧を認める場合は転倒につながることがあるため, 心窩部痛や黒色便の有無を確認する. 血液検査上の貧血の急激な進行や起立性低血圧・黒色便は消化管内視鏡が考慮されるため, 急性期病棟に診察・検査の依頼を検討する. 特に高齢者では漫然と処方を継続せず, 中止や代替薬への変更を検討する.

オピオイドは悪心・嘔吐・睡眠障害をきたしやすいため, 使用開始時や増量時は症状の確認を行う. 特に睡眠障害は転倒を招きやすく, 過度な傾眠は呼吸抑制をきたすこともあるため, 病棟スタッフとも使用量や増減のタイミングを共有する.

プレガバリンに代表される鎮痛補助薬もめまいや傾眠を生じやすい. 鎮痛補助薬を使用している患者には高次脳機能障害を伴う脳卒中患者も多く, より転倒を生じやすい. 病棟内での活動度を慎重に検討する必要がある.

5．抗精神病薬

急性期病棟では原疾患そのものや環境の変化, 疼痛, 電解質異常などによりせん妄をきたしやすく, 抗精神病薬が処方されていることがある. 抗精神病薬は錐体外路症状, 過鎮静, 認知機能低下をきたしやすく, 死亡率の上昇も報告されている. 錐体外路症状や過鎮静は誤嚥, 転倒をきたしやすいため, 薬剤の継続は慎重に判断する. また, オランザピンやクエチアピンは血糖値の上昇のリスクがある. 糖尿病患者に対する使用は禁忌である.

せん妄は非薬物療法での改善が期待できることがあり, 薬物療法以外の選択肢も検討する.

6．抗不安薬・睡眠薬

入院中は環境の変化やストレス, 脳卒中患者ではうつなどで不眠となることがある. 不眠は日中の傾眠を招くため, 睡眠薬が開始・継続されていることがある. また, 高齢者では非定型的な症状や不安に対し, 抗不安薬が漫然と処方されている例がある.

ベンゾジアゼピン系薬は抗不安薬・睡眠薬の代表であるが, 服用により認知機能低下, せん妄のリスクがある. 傾眠傾向やふらつきを生じることがあり, 転倒や覚醒不良による誤嚥に注意が必要である. 抗不安薬・睡眠薬の服用により歩行や移乗の能力が変化する場合もあるため, 活動度は服

用状況を加味して判断する必要がある．明確な理由なく抗不安薬を服用している場合は，漸減中止を検討する．睡眠薬の内服により日中の眠気をきたす場合は，内服時間の変更，短時間作用のものに変更するなどの対応法がある．

睡眠薬には他に，ゾルピデム，ゾピクロン，エスゾピクロンなどの非ベンゾジアゼピン系薬がある．ベンゾジアゼピン系薬と比して副作用は少ないとされ，使用頻度が高い薬剤だが，同様の有害事象が報告されている．

メラトニン受容体拮抗薬，オレキシン受容体作動薬などはベンゾジアゼピン系薬・非ベンゾジアゼピン系薬よりも副作用が少なく，使用されることが増えてきた．

せん妄と同様，睡眠障害も非薬物療法が有効である場合があるため[12]，入眠状況を確認し環境調整を行うことも薬剤を減量・中止する選択肢である．

7．抗てんかん薬

抗てんかん薬はてんかん発作の抑制目的に服用する薬剤だが，回復期病棟では脳血管障害や頭部外傷後に起こる症候性てんかんに対して使用される例が多い．抗てんかん薬は多数存在するが，発作の部位と原因の有無により選択される．抗てんかん薬の多くは血中濃度測定が必要になるものがあるため，必要に応じて定期的に血液検査を行う．

抗てんかん薬の治療期間を回復期病棟で判断することは難しい場合が多く，中止により再発の可能性もある．服用により有害事象が出現している場合は，中止の可否や代替薬への変更の必要性は前医に確認することが望ましい．

抗てんかん薬の副作用として代表的なものに眠気がある．これは，どの抗てんかん薬でも共通して起こり得る．眠気は転倒や嚥下障害につながることがあるため，有無を確認する．また，錐体外路症状やジスキネジアを起こすことがあり，これによる嚥下障害も起こり得る．

一部の抗てんかん薬の中には長期内服により骨粗鬆症を併発するものがあり，骨折しやすくな

る．重度の場合は明らかな受傷機転がなくとも体位変換や関節可動域練習などでも骨折する場合がある．意思疎通が困難な場合は，苦痛表情やバイタルサインの変化など，骨折を疑う所見がないかを確認する．

抗てんかん薬の多くで汎血球減少が起こりやすい．汎血球減少が起こると出血傾向，易感染を呈すことがある．特に内服開始直後～数か月は頻度が高いため，血液検査にて確認する．

8．排尿障害治療薬

脳卒中や頭部外傷，脊髄疾患など，リハビリテーションの対象となる疾患では排尿障害を合併する場合がある．排尿障害に対して使用される薬剤も，様々な有害事象を生じることがある．

α遮断薬には降圧効果もあるため，起立性低血圧を生じることがあり転倒を招きやすい．抗コリン薬は過量投与による尿閉をきたすことがあり，内服開始後残尿の有無を確認する．

重大な副作用としてはコリン作動性クリーゼがある．コリン作動薬，特にジスチグミンの内服により悪心・嘔吐，徐脈，下痢，呼吸困難などの症状が出現する．内服開始後2週間以内での発現が多く報告されている[13]．重篤化した場合には死亡例もある．

9．糖尿病治療薬

特に脳卒中患者は併存疾患を多数有することがあるが，糖尿病はその1つである．経口血糖降下薬，インスリンが主に使用される．経口血糖降下薬は種類によって作用機序が異なるため，年齢や病態によって使い分ける．インスリンは作用時間によって超速効型，速効型，中間型，持効型などに分類され，組み合わせて使用されることが多い．

糖尿病治療薬の副作用として最も一般的なのは低血糖である．インスリン使用時に起こしやすい傾向にはあるが，経口血糖降下薬でも起こり得る．特にSU（スルホニルウレア）薬内服中は一旦低血糖が出現すると遷延する可能性がある．低血糖を示唆する症状としては，発汗・不安・動悸・頻脈・手指振戦・顔面蒼白・頭痛・目のかすみ・

空腹感・眠気・意識レベルの低下・異常行動・痙攣など多岐にわたる．繰り返して低血糖を経験する場合には，前兆がないまま昏睡に至ることがある．普段の様子と異なる場合には低血糖を疑い，血糖測定を行うことが望ましい．なお，食前には低血糖を起こしやすいため，なるべく食後に訓練時間を設定するようにする．

その他の副作用としては，嘔気・下痢・腹満などの消化器症状がある．これはα-グルコシダーゼ阻害薬やメトホルミンなど一部の経口血糖降下薬で認められ，離床の阻害となることがある．

終わりに

回復期病棟における薬剤のリスク管理について述べてきた．

現状では，回復期病棟の専従医がリハビリテーション科専門医であるとは限らない．場合によってはリハビリテーションのハードルが高くなり，いわゆる「おまかせリハ」となることもあるかもしれない．しかし，処方している薬剤が患者の予後に影響し得ることを認識し，適切な処方を行うことでリハビリテーションにより密にかかわるきっかけとしてほしい．

薬剤のリスク管理は医師だけで行うのではない．日々患者にかかわる看護師やセラピストが日常生活や薬剤管理，リハビリテーションの阻害となる症状を医師に伝えることは，薬剤変更のきっかけとなる．回復期病棟にかかわる薬剤師には，薬物有害事象や相互作用にかかわる情報提供，剤形や代替薬・合剤への変更の提案などが期待される．

多職種が薬剤に関心を持つことで薬物有害事象の軽減，良好な予後の達成に寄与していくことを期待する．

文　献

1) 一般社団法人回復期リハビリテーション病棟協会：5 患者の状況．平成 30 年度回復期リハビリテーション病棟の現状と課題に関する調査報告書 修正版，pp.30-60，2019.
2) 厚生労働省：ポリファーマシーの概念．高齢者の医薬品適正使用の指針，pp2-3，2018.
3) Kojima T：High risk of adverse drug reactions in elderly patients taking six or more drugs：analysis of inpatient database. *Geriatr Gerontol Int*, **12**(4)：761-762, 2012.
4) 厚生労働省：薬剤の使用状況(医科診療及び薬局調剤)．平成 29 年度社会医療診療行為別統計の概況，2017.〔https://www.mhlw.go.jp/toukei/saikin/hw/sinryo/tyosa17/index.html〕
5) Gellad WF, et al：A systematic review of barriers to medication adherence in the elderly：looking beyond cost and regimen complexity. *Am J Geriatri Pharmacother*, **9**(1)：11-23, 2011.
6) 日本老年医学会：高齢者の薬物療法．健康長寿診療ハンドブック，pp.107-109，メジカルビュー，2015.
   Summary 高齢者診療のエッセンスがまとまっている．内容は評価から病院外での支援まで多岐にわたる．
7) 日本老年医学会：高齢者の処方適正化スクリーニングツール．高齢者の安全な薬物療法ガイドライン 2015，pp.22-40，メジカルビュー，2015.
8) 日本脳卒中学会：再発予防のための抗血小板療法．脳卒中治療ガイドライン 2015，pp.101-114，協和企画，2015
9) Pmda(独立行政法人医薬品医療機器総合機構)：エドキサバントシル酸塩水和物．〔https://www.pmda.go.jp/PmdaSearch/iyakuDetail/GeneralList/3339002〕
   Summary 薬剤の詳細な情報を確認する場合はインタビューフォームをおすすめする．インターネット上で電子媒体として閲覧可能である．
10) Toyoda K, et al：Dual Antithrombotic Therapy Increases Severe Bleeding Events in Patients With Stroke and Cardiovascular Disease. *STROKE*, **39**(6)：1740-1745, 2008.
11) Lataste X, et al：Comparative profile of tizanidine in the management of spasificity. *Neurology*, **44**(11 Suppl 9)：S53-59, 1994.
12) 日本睡眠学会：治療アルゴリズム．睡眠薬の適正な使用と休薬のための診療ガイドライン，pp.7-11，2013.
13) 鳥居薬品株式会社お客様相談室：医薬品インタビューフォーム ウブレチド，2014.

MB Med Reha **No.251**：**31-38**, 2020

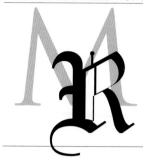

特集／今こそ底上げ！回復期リハビリテーション病棟におけるリスク管理

回復期リハビリテーション病棟における転倒予防策

前田寛文[*1]　加藤喜隆[*2]　谷川阿紀[*3]

柴田斉子[*4]　大高洋平[*5]

Abstract　回復期リハビリテーション病棟において，転倒は最も頻度の高いインシデントである．転倒は筋力や認知機能などの個人に起因する内的要因と，環境や状況による外的要因が合わさって発生する．転倒対策は，これら内的・外的なリスク因子の修正によって行う．一方，活動と転倒には密接な関連がある．特に回復期リハビテーション病棟においては，活動性と内因性リスク因子が大きく変化し両者の関係は複雑になる．ここで，いかに効率の良いシステムを設計し，活動向上をはかりながら一方で転倒リスクを減じるかが命題となる．転倒リスクは，入棟直後や安静度・活動度が変更される時期に高くなりやすい．そのため，入棟初日からの転倒対策とその後の適切な安静度・活動度の切れ目のない評価が重要である．活動と安全対策，その両面を理解したうえでシステムを構築し対策を講じることが重要である．

Key words　活動(activity)，インシデント(incident)，転倒(fall)，リスク因子(risk factor)

はじめに

回復期リハビリテーション病棟において，転倒は最も頻度の高いインシデントであり[1)2)]，急性期病棟と比較しその発生率は高い[3)]．転倒は骨折や頭部外傷などのレベル3や4のアクシデントに発展する事例もあり，回復期リハビリテーション病棟での転倒予防は重要な課題である．回復期リハビリテーション病棟では，歩行獲得や日常生活の活動度を上げていくことが治療目標であるが，転倒リスクは活動度の向上する過程において増加するため，患者の活動度・自立度の設定が重要な鍵となる．本稿では，回復期リハビリテーション病棟における活動度の調整と転倒対策について概説する．なお，本稿では，転倒・転落をまとめて転倒として記載する．

インシデントの概況

当院の回復期リハビリテーション病棟における2019年度のインシデントの内訳を**図1**に示す．インシデント総数は380件であった．転倒が41.5%と最も多いものとなった．その他は，ドレーン・チューブ類（経鼻栄養のチューブ抜去など），薬剤関連，治療・処置が多かった．転倒件数は年間158件あり，転倒率は7.19（件/1,000人・日）であった．158件のうち訓練中の転倒が24件であり，病

[*1] Hirofumi MAEDA，〒470-1192 愛知県豊明市沓掛町田楽ヶ窪1-98　藤田医科大学医学部リハビリテーション医学Ⅰ講座，講師
[*2] Yoshitaka KATO，同大学病院リハビリテーション部
[*3] Aki TANIKAWA，同大学病院看護部
[*4] Seiko SHIBATA，同大学医学部リハビリテーション医学Ⅰ講座，准教授
[*5] Yohei OTAKA，同講座，主任教授

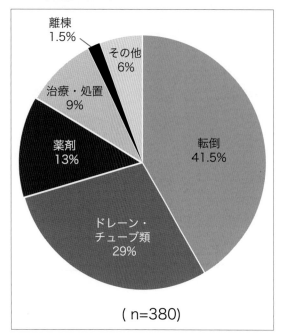

図 1. 当院(回復期リハビリテーション病棟)にお
けるインシデントの内訳(2019 年度)

棟生活での転倒は 134 件で,転倒率は 6.10(件
/1,000 人・日)であった.

回復期リハビリテーション病棟での
転倒のリスク因子

　転倒は内的要因と外的要因が合わさって発生す
る.内的要因とは個人に起因する要因で,例えば
筋力の低下,視力の低下,認知機能の低下などに
より転倒しやすくなる,というようなことであ
る.外的要因とは環境や状況による要因であり,
段差が多かったり,床が滑りやすかったり,人混
みの中であったり,というようなことである.こ
の両者が複雑に絡み合うことによって転倒は発生
する.転倒予防は,この内的・外的なリスク因子
の修正によって行うという考え方が基本である[3].

1.リスク因子の特徴

　回復期リハビリテーション病棟では,治療によ
り筋力やバランス機能,歩行能力などの内的要因
は徐々に向上し,外的要因はバリアフリーな環
境,病棟スタッフの配慮などもあり,一見転倒の
リスク因子は低下し続けるようにみえる.しか
し,実際は内的要因の向上とともに活動度を増大
させるため,入院後のどの時点においても適切な

活動度を設定しないと,相対的に内的・外的要因
が大きくなり転倒リスクは増大することになる.

2.リスク因子の入院経過による変化

　筋力やバランス機能,歩行能力などの内的要因
の変化は,日々のリハビリテーションにより連続
的に変化する.一方で,病棟での安静度・活動度
や生活環境の変更により外的要因は不連続に変化
する.例えば,安全ベルトなどの抑制を外す時期,
移乗やトイレ動作が介助から自立となる時期,移
動が車椅子から歩行に変更される時期などは,安
静度・活動度の変更により外的要因が不連続に変
化し,転倒リスクが高くなりやすい時期である.
また,回復期リハビリテーション病棟・病院への
転棟・転院や回復期リハビリテーション病棟から
の退院は,大きな生活環境の変化を伴う.この際
に,転倒に配慮された環境の度合い,介助者や周
囲の人の転倒に対する意識などの生活環境面だけ
でなく,安静度・活動度も一緒に変化することが
多い.そのため,回復期リハビリテーション病
棟・病院への転棟・転院直後や退院直後は転倒リ
スクが非常に高い時期とされる[4].

　当院でも転倒件数は入棟後 1 週間以内が最も多
く,入棟初日からの対策が極めて重要であること
がうかがえる(**図2**).また 5〜7 週も転倒の多い時
期であった.転倒リスクは動作能力が高い場合の
みならず低すぎる場合にも下がり,中途半端な動
作能力の際に高いとされている[5)6].5〜7 週の時期
はリハビリテーションが進み安静度・活動度の変
更がなされやすい,いわゆる中途半端な動作能力
の時期と推測される.この時期は安全性・活動性
のバランス調整が難しく,変化する患者能力に適
した安静度・活動度の切れ目のない評価が重要で
あることがうかがえる.

3.リスク因子の日内変化

　回復期リハビリテーション病棟では ADL の自
立度の向上が治療目的の 1 つとなっており,自立
していない患者に対しては,介助のもとで更衣や
洗面,トイレ動作,移乗動作,歩行などの動作が
早期からなされることが多い.起床後の排泄,洗

面，更衣の時間帯や食事前後など入院患者の活動度が同時に上がる時間帯では，転倒リスクは高くなりやすい．特に夜勤の病棟スタッフが対応する朝の時間帯は，患者数とスタッフの人数とにアンバランスが生じやすく，転倒件数の多い時間帯となり得る．特に回復期リハビリテーション病棟では，判断力が保たれていない高次脳機能障害を有する患者や認知機能の低下した高齢患者が多いことも，転倒リスクが高まる一因となっている．当院でも朝6～8時の時間帯の転倒件数が最も多く，スタッフの配置などが課題となっている（図3）．また転倒時の行動の目的としては，排泄，移動が多かった（図4）．特に排泄は朝方の転倒との関連も深く，転倒防止には個々の患者の排尿パターンの把握は重要である．

当院の回復期リハビリテーション病棟の対策

1．活動調整・安全対策チーム

当院の回復期リハビリテーション病棟では，その特殊性から急性期とは異なる安全管理が必要となると考え，急性期病棟が主体の大学病院全体の「医療の質・安全対策部」とは別に「活動調整・安全

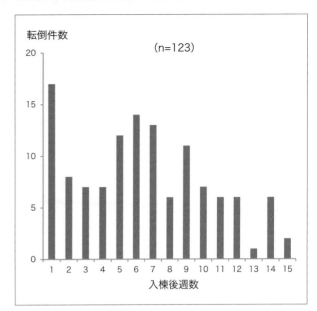

図2．当院（回復期リハビリテーション病棟）における入棟後経過週数と転倒件数（2019年度）
16週以降の転倒11件を除いている．

対策チーム」を組織し，病棟内の安全対策の中核として活動している．この組織は転倒だけでなく，離棟，ドレーン・チューブ類の抜去（経鼻経管栄養チューブの抜去など），誤薬など，病棟内のあらゆるインシデント・アクシデントの分析・防止に対応する部署である．組織のネーミングとして「活動調整」という用語を使用しているのは，回復

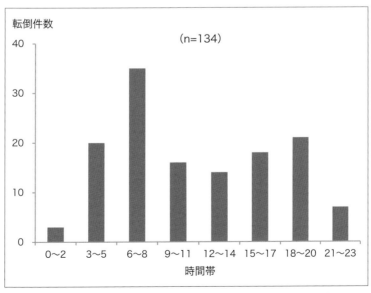

図3．当院（回復期リハビリテーション病棟）における発生時間帯別の転倒件数（2019年度）

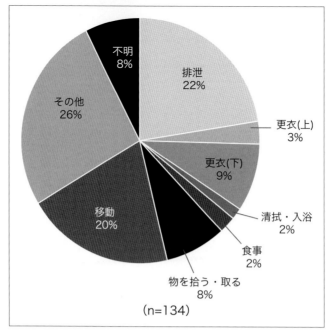

図 4. 当院(回復期リハビリテーション病棟)における転倒
時の行動目的(2019 年度)

期リハビリテーション病棟における転倒をはじめとしたインシデントの多くは,活動を向上させようという回復期リハビリテーションの目的の裏側で生じている事象であり,適切な活動調整なくしては達成できないからである[3].したがって,後述するように,チームの活動には安全管理だけではなく,活動をいかに調整するかという視点での活動が含まれている.メンバーは,医師,看護師,理学療法士,作業療法士,言語聴覚士,介護福祉士,薬剤師の総勢 15 名からなり,インシデント事例の情報を集約し,原因分析や対策の検討,システムの修正を行っている.

2.入棟時の自立度調整

当院では,回復期リハビリテーション病棟入棟時に,安全対策の評価を専門に行う入棟時評価チームを設けている.評価チームは 4 名の療法士で構成され,主治医の診察とは別に,入棟時に評価チーム 1 名と担当看護師により身体機能,認知機能,起居・座位・移乗・トイレなどの基本動作能力が 20 分程度で評価され,その後,主治医を含めた 3 名で自立度や安全対策を決定する.入棟時評価チームがすべての入棟患者の安全対策の決定にかかわることで,入棟初日からの安全性の確保

に取り組んでいる.

3.入棟後の自立度調整と転倒対策のシステム

入棟当日から,主治医,入棟担当看護師,療法士,夜勤看護師を中心に,評価シート(図 5)を用いて,多職種の視点で初期の自立度評価と転倒対策を行っている.この評価シートは入棟当日の時系列に沿ったレイアウトで作成されており,入棟担当の看護師,担当療法士,夜勤看護師の順で記載し,入棟翌朝のミーティングにて完結し,各職種に共有される.入棟時に決定した安全対策に対して評価シートの記録内容に問題があれば,その場で対策が変更される.また安全ベルトや 4 点柵,センサー類などの特殊対策を継続する転倒リスクの高い患者においては,ハイリスク対応患者として,さらに最低 3 日間以上の追跡調査を実施し,対策の妥当性が評価される.

入棟時以降の自立度調整については,患者の機能・能力の改善に応じて適宜チェックシートを用いて評価され,遅延なく自立度は変更される.歩行,移乗,トイレ動作,更衣,シャワーなどの基本的動作に対して,療法士は訓練中に評価し,病棟生活の中で安全に行い得る動作能力の推定を行う.一方で看護師・介護士は病棟ケアを通して,

転倒転落スクリーニングシート

	DR	NS	Care	PT	OT	ST

氏名（　　　　　　　　）
ID（　　　　　　　　　）

転倒転落アセスメントスコア 合計（　　　）点
転倒歴　　　　　　なし ・ あり
特殊対策の有無　　なし ・ あり ・ 不明　　STEP I

日中の行動評価

(1) 離棟願望および離棟歴	なし ・ あり
(2) 指示理解	できる ・ できない
(3) NSコール利用	できる ・ できない
(4) 活動度の理解	できる ・ できない
(5) 自室の場所把握	できる ・ できない
(6) 移動	できる ・ できない
(7) 移乗	できる ・ できない

安全対策

☐ 標準的対策のみ（歩行・車椅子自立度表示, ベッドサイド活動表）
☐ 標準的対策では不十分
　　☐ 特殊対策（ベッド柵・センサーなど）が必要→下表チェック
　　☐ 日中ラウンジでの離床を励行
　　☐ 頻回の訪床
　　☐ その他（低床ベッド・貼り紙など）

↳ 離棟センサーの装着基準

(1) 離棟願望および離棟歴がある場合 → ☐ 装着する
(2)〜(5)ができない, かつ(6)ができる場合
　　→チームで検討し装着するか検討　☐ 装着する　☐ 装着しない

センサー装着・装着しないに至った理由（臨床上の懸念・直感など）
（　　　　　　　　　　　　　　　　　　　　　　　　　　　）

☐ 特殊対策の同意取得　（ 済 ・ 未 ）

☐ 車椅子安全ベルト	☐ 衝撃吸収マット
☐ 車椅子テーブル	☐ ミトン
☐ リムホルダー	☐ 体幹ベルト
☐ ベッド4点棚	
☐ 特殊コール	

・センサーマット　　・ピンチセンサー
・赤外線センサー　　・お守りセンサー
・車椅子座布団センサー

スタッフ・夜勤NSへ申し送り, 依頼事項

（　　　　　　　　　　　　　　　　　　　　　　　）　　NS

基本動作能力評価　　　　　　　　　移動能力評価　　　FIM＿＿＿＿　STEP II

項目	FIM like	特記事項
・起き上がり		
・座位バランス		
・靴の着脱		
・ベッド⇔車椅子移乗		
・車いす⇔トイレ移乗		

☐　車椅子	☐　歩行
☐ 普通型	☐ 補助具なし
☐ リクライニング	☐ 短下肢装具
その他オプション	☐ 膝装具
☐ クッション	☐ T字状　　☐ 4点杖
☐ ブレーキ延長	☐ 歩行器　　☐ 歩行車
☐（　　　　）	☐（　　　　）

コメント　実際の移動能力状況, 日勤Nsに対する返答・実施した具体的な対策など
（　　　　　　　　　　　　　　　　　　　　　　　）　　療法士

夜間の行動評価　　　　　　　　　　　　　　　　　　　　STEP III

(1) 睡眠導入剤	なし・あり
(2) 睡眠	良眠・断眠・不眠・不穏
(3) NSコール利用	できる・不十分・できない
(4) 動作能力	日中と比べて変化なし・不安定
(5) 安全対策の効力	あり・なし

行動観察したうえでのコメント（危険行動, Nsの直感など）
（　　　　　　　　　　　　　　　　　　　　　　　）

☐ 対策の変更なし
☐ 対策の変更・追加あり
変更・追加した内容
（　　　　　　　　　　　　）

【ハイリスク対応の必要性の有無】

☐ 標準的対策による経過観察
☐ ハイリスク対応とし, 追跡評価を開始する

夜勤NS

図 5. 入棟時に使用する転倒転落スクリーニングシート（評価シート）

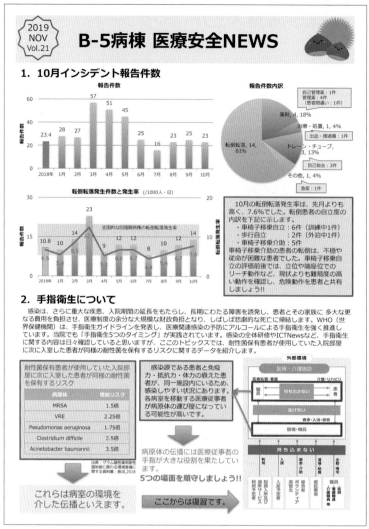

図 6. 毎月発行の医療安全 NEWS

実際の病棟環境での動作能力を評価する．これらの評価をもとに，主治医の判断で自立度は変更される．変更された自立度は車椅子やリストバンドでのカラーリングやベットサイドでの掲示を行い，各職種や家族へ周知し共有をはかっている．

4．活動調整・安全対策ラウンド

毎週，活動調整・安全対策チームが転倒ラウンドを行っている．このラウンドでは 1 週間の転倒事例をチェックし，転倒を繰り返す症例や転倒後の対策に不安の残る事例について，環境設定や特殊対策，自立度の再検討を行っている．また，自立度調整や転倒対策のシステムが問題なく運用されているのかを同時にチェックしている．

5．スタッフ教育

毎月ごとのインシデントの報告件数や共有すべき警鐘事例，勉強会の内容報告などをまとめた「医療安全 NEWS（図 6）」を毎月発行し，スタッフへの情報共有と啓発をはかっている．

6．訓練中の転倒対策

生活場面での転倒よりも訓練時に生じる転倒は，高エネルギーの転倒になる可能性が高く外傷につながりやすい[3]．一方で，過剰な身体介助は患者の動作学習を妨げる．そこで当院では歩行訓練や応用バランス訓練，移乗訓練などの際に，安全懸架装置を用いている（図 7）．これにより，患者はバランスを崩してもすぐに地面に接触することがなく，療法士は転倒回避の介助動作を開始す

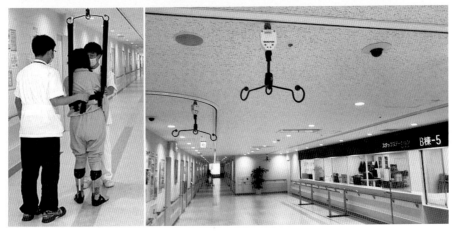

図 7. 安全懸架装置

るまでの時間の余裕ができる．これは転倒防止に役立つと同時に，患者は安心して失敗できる環境を得ることができ，また療法士は転倒防止のための過剰な身体介助をすることもないため，患者の動作学習を促進する[7]．

おわりに

　回復期リハビリテーション病棟での治療は，活動性の向上にある．入棟する患者は，脳卒中や骨折，肺炎後の廃用症候群など虚弱であることが多く，リハビリテーションによる活動性の向上は一時的に転倒リスクを高める場合も多い．リハビリテーションを進める過程で，いかに活動度を調整してマネージメントをするかが，回復期リハビリテーションの重要なポイントである．現状では，順序尺度による ADL の評価が活動度の指標として広く用いられている．今後，より高い活動性と安全性を両立させていくためには，客観的で精緻かつ反応性の高い活動の評価が必要であり，活動と転倒との関係を科学していくことが望まれる[8]．

　また，急性期・回復期リハビリテーション病院での転倒予防のエビデンスはまだ十分ではない．また，一部の研究で，転倒対策により転倒が減じることがなかったという知見から，転倒対策で生じる機会費用（opportunity cost）は大きく，そのような対策への投資は行うべきではないとの提言もある[9]．このような指摘からいえることは，転倒対策に費やす時間（cost）は常に最小にする努力はすべきであり，転倒は減少するように，一方で

活動を向上させることがしっかりとできる，より良いシステムを日々考え構築し実践することが求められている．客観的でより精緻な指標で活動と転倒との関係を科学することが，その一助にもなると考える．

文　献

1) 岡本隆嗣ほか：リハビリテーション専門病院における安全管理．臨床リハ，**22**(10)：976-986，2013．
2) 梅津博道：回復期リハビリテーション病棟の転倒・転落の状況．リハビリナース，**3**：434-440，2010．
3) 大高洋平（編著）：第1章 転倒の基本的な知識と考え方．回復期リハビリテーションの実践戦略 活動と転倒 リハ効果を最大に，リスクを最小に，pp. 1-29，医歯薬出版，2016．
　　Summary　回復期リハビリテーション病棟での転倒予防を中心に，動けることを最大限に得たうえで，その合併症である転倒をいかに減じるか，という考え方と方策をテーマに書かれた書籍である．
4) Teranishi T, et al：An analysis of falls occurring in a convalescence rehabilitation ward：a decision tree classification of fall cases for the management of basic movements. *Jpn J Compr Rehabil Sci*, **4**：7-13, 2014．
5) 杉山修次，二木　立：発症後早期脳卒中患者における転倒の検討．総合リハ，**14**：35-38，1986．
6) Lord SR, et al：Differing risk factors for falls in nursing home and intermediate-care residents who can and cannot stand unaided. *J Am Geriatr Soc*, **51**：1645-1650, 2003

7) 大高洋平：回復期リハビリテーション医療における脳卒中患者の歩行獲得. *Jpn J Rehabil Med*, **55**：296-299, 2018.

8) 角田哲也ほか：藤田医科大学病院における実際と課題. 臨床リハ, **28**(9)：880-884, 2019.

9) Barker AL, et al：6-PACK programme to decrease fall injuries in acute hospitals：cluster randomised controlled trial. *BMJ*, **352**：h6781, 2016.

Summary 急性期病棟において，転倒予防プログラム実施群と通常ケア群とに病棟単位で分けてクラスターランダム化比較試験を実施した. 両群間に転倒や転倒による傷害の発生に有意差はなかった.

MB Med Reha **No.251**：39-44, 2020

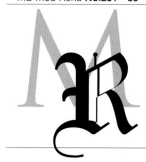

特集／今こそ底上げ！回復期リハビリテーション病棟におけるリスク管理

回復期リハビリテーション病棟における嚥下障害・窒息のリスク管理

永田智子*

Abstract　回復期リハビリテーション病棟は，脳血管障害，大腿骨頚部骨折などの疾患で急性期治療の後，病状が比較的安定し機能回復途上にある高齢者が多く入院する．リハビリテーション治療を実施するにあたり，嚥下障害に関連する肺炎の合併は，しばしば訓練実施および機能改善の阻害因子となる．嚥下障害は加齢や多彩な疾患に併存し，病態に連動して症状が変動する．高齢者は生理的に嚥下機能が低下し窒息リスクが増大した状態にあり，窒息は高齢者に多く発生する事故の1つでもあり，対策が必要である．食事に関連する院内事故防止のためには医療チームで摂食嚥下機能にかかわる観察と連携をはかり，職員が一体となって対応する．急性期からの治療を引き継ぐ回復期リハビリテーション病棟における嚥下障害への対応と窒息対策について，院内外との連携体制整備，安全管理について概説した．

Key words　回復期リハビリテーション病棟(convalescent rehabilitation ward)，嚥下障害(dysphagia)，窒息(suffocation)，安全管理(safety management)

はじめに

　嚥下障害は単なる加齢により生じて，多彩な疾患に併存し，その病態に連動し症状は変動する．リハビリテーション治療を実施するにあたり，嚥下障害に関連する肺炎の合併は，しばしば訓練実施および機能改善の阻害因子となる．高齢者は生理的に嚥下機能が低下し窒息リスクが増大した状態にある．窒息は高齢者に多く発生する事故の1つでもあり，対策が必要である．

　回復期リハビリテーション病棟は，2000年の診療報酬改定で介護保険開始と同時に制度化され年々増加し，2018年には全国で届出病棟1,800を超え，病床数は8,400以上に達する．脳血管障害，大腿骨頚部骨折などの規定された疾患で急性期治療の後，病状が比較的安定し機能回復途上にある高齢者が多く入院する．回復期リハビリテーション病棟での嚥下障害への対応と窒息予防対策につ

いて，多職種連携と医療安全管理上の対応を含めて概説する．

回復期リハビリテーション病棟における嚥下障害への対応

　回復期リハビリテーション病棟は，脳血管疾患および大腿骨頚部骨折などの患者に対し，機能改善とADLの向上をはかり，家庭復帰を目的として集中的にリハビリテーション治療が展開される機能病棟である．患者の約7割が75歳以上であるという報告もあり，高齢者が多く入院している．回復期リハビリテーション病棟には，日常生活動作に支障をきたし介護を必要とする認知症高齢者の日常生活自立度ランクⅢ［介護を必要とする］，Ⅳ［常に介護を必要とする］，M［専門医療を必要とする］にある患者が2割程度入院している[1]．病院・施設等における嚥下障害の頻度については，国立長寿医療研究センターによる調査報告が

* Tomoko NAGATA，〒693-8555　島根県出雲市姫原4-1-1　島根県立中央病院リハビリテーション科，部長・医療安全管理者

表 1. 病院・施設等における嚥下障害の頻度

一般病院	13.6%
回復期リハビリテーション病院	31.6%
医療療養型施設	58.7%
介護療養型施設	73.7%
老人保健施設	45.3%
特別養護老人ホーム	58.7%

（文献 2 より引用）

あり，一般病院 13.6％に対し回復期リハビリテーション病院 31.6％で，その頻度は高い（**表 1**）[2]．

回復期リハビリテーション病棟に入院中の高齢者の多くが併存疾患を持ち，潜在的に嚥下機能とADL が低下しており機能障害は容易に変動することが想定される．認知症は加齢とともに，窒息のリスク因子でもある．そのため，嚥下障害がある患者への対応と窒息防止のリスク管理が求められる．

1．急性期から継続する嚥下障害への対応

1）脳血管障害

脳卒中治療ガイドライン 2015 には，「脳卒中急性期には，その 70％程度に嚥下障害をきたし，早期から多職種連携の包括的介入により急性期肺炎の予防効果と経口摂取の拡大が得られる」（レベル 1［ランダム化試験のシステマティックレビュー］）とある．これに即し，急性期病院においては嚥下スクリーニングが実施され，必要に応じて精査が行われて経口摂取が開始される[3]．食事形態と量の調整は段階的に行われる途上で回復期リハビリテーション病棟へ転院し，摂食機能の改善を継続する．

2）大腿骨頚部骨折

大腿骨頚部/転子部骨折の術後合併症は，肺炎，心疾患が多く，入院中の死亡原因は肺炎が最も多い．入院中の合併症による死亡は肺炎によるものが 30〜44％を占める[4]．急性期病院での治療後，回復期リハビリテーション病棟へ転院後も嚥下機能が持続しているものがあり，運動機能およびADL の改善に連動した食事形態の調整，摂食環境調整と介助，見守り体制は必要である．

2．嚥下機能の評価

嚥下機能の簡易スクリーニング法としては，実際に飲水場面を評価する改訂水飲みテスト（MWST）や反復唾液嚥下テスト（RSST）が広く行われる．その他，質問紙法の 1 つとして 10 項目からなる EAT-10 は簡便に実施可能である．EAT-10 日本語版は，カットオフ値 3 点で，摂食嚥下機能に問題を認める可能性が高く，誤嚥の感度 0.758，特異度 0.749 と報告されている[5)6)]．この他，MASA（The Mann Assessment of Swallowing Ability）は，理解力，口腔機能，咳嗽，呼吸機能など 24 項目からなり，トレーニングを受けた専門職種が包括的な機能評価を行うものである[7]．

経口摂取が開始されていない症例には，これらの嚥下スクリーニングに加え，嚥下内視鏡検査やビデオ嚥下造影検査などを行いリスクとゴールを共有し，摂食嚥下機能の改善をはかる．

3．多職種連携体制の構築

1）院内連携

病院における適切な栄養管理とは，栄養基準が確立され患者の状態および機能に即した適切な食事が医学的根拠に基づき提供されることである．しかし，すべての主治医が嚥下障害および嚥下調整食に精通していることは現実的ではない．そのため，個々の患者の嚥下機能に即した安全な形態の食事が提供されるよう多職種連携を推進する．実際の食事場面には職員が交代制で対応しており，経験年数が様々で判断にはばらつきが生じ得る．リスクの徴候や変化に気づいて対応するために，報告および判断の目安や食事変更フローなどの共通基準を活用することや，食事の難易度を上げるだけでなく下げる対応，あるいは食事を中断すべき提言が現場から伝わりやすく速やかに対応できる医療チーム，連携体制を構築する（**図 1，表 2**）．そのために一定の基準に沿った教育を実施する．摂食機能療法実施や評価，患者観察には院内共通のテンプレートなど標準化した定型化様式をチェックシートとして活用することも有効で，チェックシートの活用は，業務の効率化と一定の教育的効果も期待される（**図 2**）[8)〜10)]．

摂食嚥下機能の変動は，肺炎のほか水頭症の進

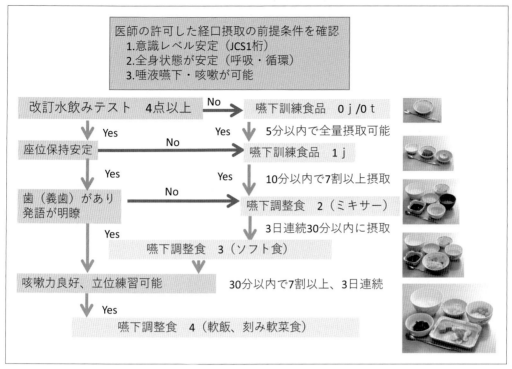

図 1. 嚥下調整食選択の目安

（文献 9，10 より改変し引用）

表 2. 摂食訓練・介助における食事変更と中止・相談の目安

1）食事形態あるいは食事量の変更を考慮する目安
①1食あたり30分以内で7割以上摂取可能な状態が3日以上継続する場合，食形態あるいは量の上方変更を考慮する．
②食事の変更は，同じ形態の食事では量の変更を経て上位形態とする．
③食形態の変更は，昼食からにする．
④3日以上絶食後に食事再開する場合は食事形態の難易度を下げ，昼食から再開し，2食を経て3食へ段階的にすすめる．
⑤摂食時間が40分以上で持続する場合，食形態と量の変更を検討する．

2）食事中止と医師への相談の目安
①介助での食事所要時間が40分（1食あたり）以上で遷延．
②食事中に傾眠となる．
③食事開始時期に関連した発熱や咳・痰の増加がある．
④摂食機能の著しい変動または低下．
　例）摂食動作の中断や口腔内に溜め込んで嚥下できない．
　　　摂食時，匙がうまく使えず介助を要する．
　　　姿勢保持が困難で上肢操作が不良．

行や脳梗塞の発症，心不全の増悪などでも生じる．回復期リハビリテーション病棟の多職種が摂食機能を評価・観察することで，患者の急変の徴候を早期に検知する機会にもなり得る．日々の患者の状態を多職種で観察し，治療にあたる．

2）施設間の連携

回復期リハビリテーション病棟へは，原則とし

て複数の職種による判定会議を経た症例が予定入院する．

栄養情報は，安全管理上も重要な連携項目である．転院に際し食事情報の伝達エラーにより食事形態の難易度が上がったため窒息事故が発生した報告もある[11]．転入院時に，食事の難易度が変動しないように急性期病院で転院直前の食事情報，

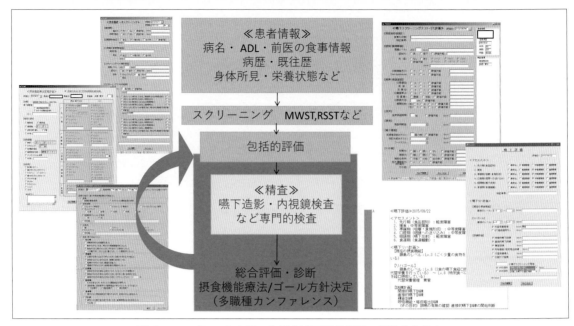

≪患者情報≫
病名・ADL・前医の食事情報
病歴・既往歴
身体所見・栄養状態など

スクリーニング MWST,RSSTなど

包括的評価

≪精査≫
嚥下造影・内視鏡検査
など専門的検査

総合評価・診断
摂食機能療法/ゴール方針決定
（多職種カンファレンス）

図 2. テンプレートを用いた摂食嚥下機能評価の標準化と流れ

摂食状況を確認して，安全な食事提供と摂食環境を整える．

　食事形態の情報連携は，日本摂食嚥下リハビリテーション学会 嚥下調整食分類 2013 などのコードが推奨される[12]．急性期病院から独自の食事名称のままで情報提供されていることもあり，注意が必要である．平成 30(2018) 年度診療報酬改定では，回復期リハビリテーション病棟入院基本料 1 の算定要件に栄養状態の評価とリハビリテーション計画への管理栄養士の参加と専任配置努力義務が定められた．食種の名称は，管理栄養士，医師，看護師，リハビリテーション療法士と病院の連携部門も含め，各部署で判別可能となるよう情報共有する．情報共有のためには用語やコードの統一と整備が必要で，嚥下調整食コードでの標準化，転院時に提供される栄養サマリーの様式統一化もはかる[10)11]．患者の栄養改善と嚥下機能に最適な食事が安定的に提供されるよう，調理部門における嚥下調整食調理過程の品質管理も重要である[13]．

窒息防止

1．窒息のリスク

窒息事故は食物によるものが最も多く発生す

る．窒息により気道閉塞が速やかに解除されなければ短時間で重篤あるいは致死的有害事象となり得るため，病院内でのリスク管理は必要である[13]．

　病院における窒息事故の発生状況は明らかではないが，回復期リハビリテーション病棟には高齢者が多く，機能改善の途上で嚥下障害に対する訓練が積極的に行われる時期であり，摂食嚥下訓練，介助に際しては窒息防止をはかるための体制整備が必要である．食事の形態・量の変更に伴うリスクの共有に合わせ，摂食自立の患者へは見守りを行うよう留意する．

　我が国の在宅要介護高齢者に対する調査によれば，窒息にかかわる有意なリスク因子として ADL，認知機能，脳血管障害既往，薬剤，食形態，食事の介助，嚥下機能，舌運動がある[14]．認知症では，療養環境にある薬袋，増粘剤などで窒息することもあり，療養環境の整理も必要である．院外からの持ち込み食品は，申告と医師による許可制であることを患者と家族へ周知し，組織として職員の対応を統一する[13]．

2．窒息への緊急対応と職員教育

　公益財団法人 日本医療機能評価機構によるリハビリテーション機能(回復期)評価項目には，患

者急変時に適切な対応ができる仕組み，予想される急変の把握と緊急時の手順周知のための研修・訓練の必要性が挙げられている[15]．一般社団法人回復期リハビリテーション病棟協会による栄養管理マニュアルには，窒息事故防止のために食品の切り方やテクスチャーに留意するほか，救急処置を知っておくよう記されている[16]．

院内で発生した窒息事故については，窒息・誤嚥の予見可能性の有無，食事形態の適切さ，食事時の監視体制，事故発生後に速やかな対応についての4点が法的争点となっている．

窒息による気道閉塞が生じた場合，事故重篤化防止のためにはバイスタンダー（居合わせた人）ら第一発見者による迅速な初期対応が最重要である．早期に窒息徴候を認識してHeimlich法などで異物除去を行い，患者の反応がなくなった場合は心肺蘇生法とともに緊急システムへ連絡する．院内救急システムとして，急性期病院ではMET(medical emergency team)，RRS(rapid response system)などの稼働施設が増加しつつある一方，院内に救急部門を併設する回復期リハビリテーション病棟は数少ない．

窒息は，発生時に当該施設で講じ得る最良の対応が実施できるよう，患者の療養環境にかかわる全職員を対象とした患者急変時の教育訓練，緊急対応マニュアル・手順の整備が必要である．定期的な一次救命処置BLS(basic life support)訓練の実施と，窒息の徴候・緊急時対処についても教育を行い，事故発生時の緊急コール経路を明確にしておく．

窒息解除後，患者観察と嚥下機能評価を実施して，慎重に経口摂取再開時期と形態・量を判断していく．インシデント発生後の振り返りと対策は，リスクマネジャーが主体となり院内の安全管理部門と連携し再発防止をはかる[13]．

まとめ

回復期リハビリテーション病棟におけるリスク管理について，嚥下障害への対応と窒息への対応を概説した．嚥下障害への対応では，多職種が共通の判断基準をもって安全に摂食機能改善を支援する．患者の変化や急変徴候に早期に気づく職員教育，事故発生の緊急時対応訓練は定期的に行い窒息事故の重篤化を回避する体制が必要である．食事に関連する事故防止のためには，医療チーム全体で摂食嚥下機能にかかわる観察と情報連携をはかり，職員が一体となって対応する．

文献

1) 厚生労働省中医協：平成28年度診療報酬改定に係る答申書附帯意見　個別事項その5リハビリテーション，平成29(2017)年10月25日．〔https://www.mhlw.go.jp/file/05-Shingikai-12404000-Hokenkyoku-Iryouka/0000182077.pdf〕(2019年11月18日閲覧)
2) 才藤栄一(研究代表者)，独立行政法人 国立長寿医療研究センター：平成23年度老人保健事業推進費等補助金老人保健健康増進等事業摂食嚥下障害に係る調査研究事業報告書，国立長寿医療研究センター，2012.
3) 日本脳卒中学会脳卒中ガイドライン委員会(編)：2-7 嚥下障害に対するリハビリテーション．脳卒中治療ガイドライン2015, pp.303-305, 協和企画，2015.
4) 日本整形外科学会・日本骨折治療学会(監)，日本整形外科学会診療ガイドライン委員会・大腿骨頚部/転子部骨折診療ガイドライン策定委員会(編)：大腿骨頚部/転子部骨折診療ガイドライン(改訂第2版), pp.180-181, 南江堂，2011.
5) Belafsky PC, et al：Validity and rehabilitee of the Eating Assessment Tool(EAT-10). *Ann Otol Rhinol Laryngol*, 117：919-924, 2008.
6) 若林秀隆，栢下 淳：摂食嚥下障害スクリーニング質問紙票EAT-10の日本語版作成と信頼性・妥当性の検証．静脈経腸栄養，29：871-876, 2014.
7) Gieselle Mann(著)：MASA日本語版 嚥下障害アセスメント，藤島一郎ほか(訳)，医歯薬出版，2014.
8) 永田智子：急性期病院における摂食嚥下チームのIT活用．*MB Med Reha*, 219：1-7, 2018.
Summary 院内外の多職種がかかわる摂食嚥下リハビリテーションの連携に電子カルテを活用するためには職種ごとの役割分担と教育，医療情報

の標準化と整備も必要である.

9) 永田智子, 馬庭祐子：合併症(脳卒中, 認知症)が
ある患者の誤嚥性肺炎予防. 臨床リハ, **20**(9)：
818-825, 2011.

10) 永田智子：Part V　高齢者に多い問題への対応
嚥下障害. 宮越浩一(編), 高齢者リハビリテー
ション実践マニュアル, pp.260-271, メジカル
ビュー社, 2014.

11) 日本医療機能評価機構：医療事故情報収集等事業
医療安全情報No117. 他施設からの食種情報の確
認不足. 2016.〔http://www.med-safe.jp/pdf/
med-safe_117.pdf〕(2019年11月18日閲覧)

12) 日本摂食嚥下リハビリテーション学会医療検討
委員会：日本摂食嚥下リハビリテーション学会嚥
下調整食分類2013. 日摂食嚥下リハ会誌, **17**：
255-267, 2013.

13) 公益社団法人日本リハビリテーション医学会リ
ハビリテーション医療における安全管理・推進の
ためのガイドライン策定委員会(編)：リハビリ
テーション医療における安全管理・推進のための
ガイドライン第2版, pp.71-82, 診断と治療社,
2018.

14) 須田牧夫ほか：在宅要介護高齢者の窒息事故と関
連要因に関する研究. 老年歯科医学, **23**：3-11,
2008.

15) 公益財団法人日本医療機能評価機構：病院機能評
価(高度・専門機能)評価項目 リハビリテーショ
ン(回復期)Ver.1.0　評価の視点／評価の要素.
2019年4月1日版.〔https://www.jq-hyouka.
jcqhc.or.jp/wp-content/uploads/2019/03/kou
moku_rihabiri.pdf〕(2019年10月18日　閲覧)

16) 一般社団法人回復期リハビリテーション病棟協
会：回復期リハ病棟における栄養管理マニュアル
資料　栄養管理マニュアル.〔http://www.reha
bili.jp/publications/manual/221108_eiyo_m.pdf〕
(2019年10月18日閲覧)

MB Med Reha **No.251**：45-50, 2020

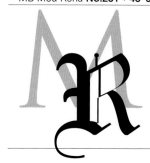

特集／今こそ底上げ！回復期リハビリテーション病棟におけるリスク管理

回復期リハビリテーション病棟における リスク管理のためのリハビリテーション科 専門医の役割

藤原 大*

Abstract　回復期リハビリテーション病棟における安全管理のためには，組織としてシステムを構築しておくことが求められる．合併症，事故，院内感染に関するマニュアル整備は必須であり，スタッフ教育は医師が参加して継続的に行われるべきである．リスク管理では各職種が入手した患者についての情報を遅滞なく確実に共有する．医師が行う全身状態評価の結果や治療方針などは，病棟スタッフやセラピストがいつでも確認できるようにカルテ記載をしたうえで伝達する．スタッフの「気づき」と報告・連絡・相談はリスク管理上で重要な情報になり得るため，日頃から円滑なコミュニケーションを重視する．医師として急変時の対応に精通しておくことは必須であり，副作用や多剤併用の観点から行う薬剤調整も重要である．若手医師の育成では，OJT(on the job training)とoff-JT (off the job training)をバランス良く組み合わせて研修過程を組むことが望ましい．

Key words　リハビリテーション科専門医(physical medicine and rehabilitation doctor)，マニュアル(manual)，教育(education)，情報共有(information sharing)，コミュニケーション(communication)

はじめに

リハビリテーション科専門医とは，「病気，外傷や加齢などによって生じる障害の予防，診断，治療を行い，機能の回復ならびに活動性の向上や社会参加に向けてのリハビリテーションを担う医師」である[1]．その業務は，疾病や障害の診断・評価・治療，リハビリテーションゴールの設定，理学療法，作業療法，言語聴覚療法，義肢・装具などの処方，リハビリテーションチームの統括，関連診療科との連携など多岐にわたっている．リハビリテーション実施におけるリスク管理も，当然ながら重要な業務の1つである．

リハビリテーションの対象者に有害事象が発生することの不利益は，機能予後や生命予後に悪影響を及ぼすことである．十分な安全管理体制を整え，治療成績に影響する有害事象の発生を予防することは，病棟をマネジメントするリハビリテーション科専門医の使命ともいえる．一方，有害事象の発生を恐れるばかりでリハビリテーション介入が消極的になり，目標とする機能改善が得られなければ本末転倒である．リハビリテーションプログラムを立案するうえでは，リハビリテーションによる合併症のリスクとリハビリテーションで得られるメリットを考慮し，患者の状態に応じて総合的に判断することが求められる．この判断においてもリハビリテーション科専門医の役割は大きい．本稿では回復期リハビリテーション病棟でのリスク管理において，リハビリテーション科専門医が果たすべき役割について，若手医師の教育・育成も含めて概説する．

* Dai FUJIWARA, 〒 985-8506 宮城県塩釜市錦町 16-5　宮城厚生協会 坂総合病院リハビリテーション科，部長

表 1. リハビリテーションに関連して生じる可能性がある有害事象

合併症	• 肺塞栓 • 脳卒中(脳梗塞,脳出血,くも膜下出血) • 大動脈解離 • 痙攣 • 緊張性気胸	• 喘息重責発作 • ショック • 不整脈 • その他の症状変化	• 虚血性心疾患 • 大動脈弁狭窄症 • 大動脈瘤破裂 • 低血糖・高血糖
事故	• 転倒・転落 • 部位の取り違え • 申し送りミス(治療内容・安静度など) • チューブ抜去(点滴・経鼻胃管・胃瘻・ドレーンなど) • 離院・離棟	• 患者の取り違え • 外傷(打撲・擦過傷・熱傷)	• 窒息
院内感染	• 流行性感染症(インフルエンザや嘔吐下痢症など) • 多剤耐性菌(MRSA や多剤耐性緑膿菌など) • 患者から職員への感染(流行性感染症や針刺し事故)		

(文献 2 より)

医師が中心に進める
マニュアル整備とスタッフ教育

　安全管理は,すべての患者に対して,すべてのスタッフが実施している必要がある.これはスタッフ個人の努力のみでは不十分であり,組織としてシステムを構築しておくことが求められる.このシステムをすべてのスタッフが理解して遵守するためには,リスク管理マニュアルの整備が必要である.医師が先頭に立ってマニュアル整備・見直しとシステム構築を進めていくことが望ましい.リハビリテーションに関連して生じる可能性がある有害事象としては,合併症,事故,院内感染の3つが挙げられる(**表1**)[2].少なくともこの3つについては,項目毎にマニュアルが整備されていることが求められ,医師はこれらのマニュアルを熟知しておく必要がある.マニュアルは各医療機関や病棟の実状に合わせ,現場で使用しやすく実行性の高い内容になっている必要がある.マニュアルを使用する中で生じた疑問や問題点は放置せず,問題が出るたびに多職種で確認して内容を変更できることが望ましい.また,既存のマニュアルを最新の治療指針やガイドラインと照らし合わせ,整合性のあるものになっているかを定期的にチェックしアップデートする仕組みも必要である.公益財団法人 日本医療機能評価機構が実施している「病院機能評価」を受審することで,自院の安全対策が十分に整備されているかについて第三者評価を受けることができる[3].また,この病院機能評価受審に向けた準備を進めること自体が,安全対策も含めた自院の「医療の質」を維持・向上させることに繋がる可能性がある.医師のリードのもとに,各医療機関や病棟が一体になった積極的な受審準備が推奨される.

　病棟スタッフやセラピストへのリスク管理に関する教育は継続的に行う.2007年,医療法施行規則(第11条の11)により,病院では全職員に対して年2回の医療安全研修会を実施することが求められているが,これだけでは不十分である.回復期リハビリテーション病棟で発生しやすい有害事象について,作成されたマニュアルの内容に準じたリスク管理教育の場があることが求められる.医師が講師となって定期的な「リスク管理学習会」を開催することは,医師の考えや視点をスタッフに伝えることができるという点でも有用である.また,回復期リハビリテーション病棟における診療場面で遭遇する可能性の高い事象については,シナリオによる「シミュレーション研修」を行うことも有用である.医師がアドバイザーとして参加することで,適切な対応と職種連携の方法をリアルに確認することができる.これらの教育は,新人や若手スタッフのみでなく回復期リハビリテーション病棟にかかわる全スタッフを対象として,定期的に繰り返し行うことによって知識の定着と実行性の向上につながる.

情報の明確化とスタッフとの共有

　回復期リハビリテーション病棟におけるリスク

表 2. 重要臓器の機能評価

組織系	評価すべき項目
神経系	• 意識レベル • 脳卒中，パーキンソン病などの中枢神経疾患の既往 • 痙攣の既往 • 頭部 CT および MRI
循環器系	• 血圧 • 脈拍（脈拍数・不整脈） • 尿量 • 心電図，心エコー
呼吸器系	• 呼吸数 • SpO$_2$ • 酸素投与の有無 • 胸部単純 X 線像および CT • 血液ガス分析
消化器系	• 嘔吐・下痢 • 排便状況
内分泌・代謝系	• 血液検査（血糖，電解質，BUN・Cr，甲状腺ホルモン）
感染症	• 発熱 • 抗菌薬使用 • 耐性菌（MRSA や多剤耐性緑膿菌など） • 流行性感染症（インフルエンザ，嘔吐下痢症，偽膜性腸炎など）
栄養状態	• 栄養状態（食事・水分摂取状況，身体計測） • 血液検査（血算・アルブミン・脂質・電解質・肝機能）

管理を日常的に円滑に進めるためには，各職種が入手し得た患者情報について遅滞なく確実に共有する必要がある．情報共有の手段としては，各職種のカルテ記録の他に，各種カンファレンスや日常診療の合間に各職種間で行われる軒下的なやり取りなどがある．これらの内容もカルテに確実に記録されていることが求められる．また，患者の全身状態や ADL は，在棟期間中のリハビリテーションプログラム進行に伴って経時的に変化する．例えば，経管栄養管理だった患者が経口摂取を開始する場合や車椅子移動だった患者が病棟内歩行を開始する場合などでは，リスク管理上の注意点も変更される．入院時から退院時までの経時的変化に基づいて，その都度で確実な情報共有が行われる必要がある．

回復期リハビリテーション病棟入棟時点では，早期に全身状態の評価を行う．全身状態の評価で必須となる情報としては，入院前の生活状況（ADL），既往歴，リハビリテーション対象疾患以外で治療中の併存疾患，リハビリテーションの対象となっている基礎疾患とその重症度，全身の重要臓器の機能評価（**表 2**），現在の治療内容（手術・薬剤および治療に対する反応）などが挙げられる[4]．前医・紹介元から提供される情報を参考にしながら，リハビリテーション実施・運動負荷におけるリスク管理のために追加する必要性が高い身体診察や生理・画像検査があれば速やかに実施する．入棟時のカルテには，上記の評価結果とともに目標とするバイタルサインや注意事項・禁忌事項について，リハビリテーション科医師の視点からみた見解を記載する．多職種が個々の患者のリスクに関する情報を収集する主な情報源はカルテ記載であるため，多職種がいつでも確認できる状態にまとめておく．入棟時に実施される多職種カンファレンスでは，上記の評価結果や注意事項・禁忌事項を face to face で確認する．ベッドサイドのベッド柵や手すりの設置，車椅子の選定など，安全対策を考慮した療養環境の整備についても多職種で確認することが望ましい．

在棟期間中に刻々と変化する患者の全身状態・身体機能・ADL についても経時的に把握して記録する．合併症管理のために必要な身体診察や生

理・画像検査は，個々の患者の状態に合わせて適切かつ定期的に行う．リスク管理上で指示内容変更（安静度・目標とするバイタルサイン・運動負荷量の変更など）の必要性が生じた場合には，必ずカルテに記録して病棟スタッフやセラピストに速やかに伝達する．合併症管理や全身状態変化およびポリファーマシー（多剤併用）の観点から投薬内容の見直しも定期的に行う．減薬や投薬内容の変更が生じた場合には，その理由も含めてカルテに記録して病棟スタッフやセラピストに速やかに伝達する．

定期的に開催される患者毎の多職種カンファレンスでは，病態とリスク管理上の問題点について，検査結果などを供覧しながら多職種に伝達する．多職種が個々の症例における基礎疾患や合併症の病態を理解しておくことは，日常診療において遭遇する患者の状態変化について，その重要度や緊急度を見極める際に有用である．医師とスタッフの間の認識のズレから生じる医療事故を防止するうえでも重要である．

スタッフや患者・家族との円滑なコミュニケーション

医師が行う日々の病棟回診で患者の病状変化に気がつき，適切な対応が迅速に行われることは必須であるが，時間的な側面からも限界がある．日常的に患者と接する時間の多い病棟スタッフやセラピストの「気づき」が，重大な事象の発見につながることは多い．彼らの「気づき」を適切な対処につなげるためには，日常的にコミュニケーションをとるなかで，報告・連絡・相談がしやすい雰囲気を作っておくことが重要である．病棟や訓練室に常駐して常に報告・連絡・相談が受けられる体制が理想であるが，業務上での制約で難しいこともある．院内メールや連絡票などを用いて，病棟スタッフやセラピストがいつでも小さなことでも伝達することが可能な手段を整備しておくことが望ましい．

有害事象が発生した場合にも，スタッフとのコミュニケーションが重要である．当該事象が起こった状況について時系列を追って多職種で振り返り，その要因を明らかにして再発防止策を検討することは必須である．このときも，各職種が自分たちの意見や見解を遠慮なく発言できる状況であることが求められる．また，当該事象に遭遇したスタッフの心的ストレスも考慮すべきである．医師は病棟およびリハビリテーション部門職責者と協働して，当該スタッフのストレスケアにも注意を払う必要がある．

医療スタッフと患者・家族とのラポール（相互信頼の関係）形成も，医師の重要な役割である．患者の基礎疾患に関することのみでなく，合併症やリハビリテーションの過程で起こり得る有害事象のリスク（特に転倒，誤嚥・窒息，感染）について予め説明しておくことは，患者・家族の病状理解を深めて有害事象発生のリスクを低減するのみでなく，医療訴訟の防止にもつながる．相互理解を深めるために，日々の回診でのコミュニケーションのほか，患者・家族との面談には十分な時間をとることが望ましい．そして，病状・治療方針に疑問や不安が生じた場合には，医師もしくは病棟スタッフやセラピストにいつでも相談できる体制を整え，その旨を患者・家族に伝えておく．また，もし有害事象が生じた場合には，スタッフから患者・家族に速やかに報告と説明を行うことがルール化されている必要がある．事象の重症度によっては医師が直接報告と説明を行い，その後の治療・対応方針を明示することが重要である．

適切な医学的診断と治療

回復期リハビリテーション病棟を担当する医師が，有害事象の発生時や全身状態の急変時に一次的な救急対応が可能な臨床能力を備えておくことは必須である．最も重大な急変は心肺停止である．病棟スタッフやセラピストにおいては一次救命処置（basic life support；BLS）の研修を修了していることが必須である．医師においては，実際の現場を統括する立場になることを考慮し，日本

表 3. 特に慎重な投与を要する薬物のリスト

• 抗精神病薬	• 睡眠薬	• 抗うつ薬
• スルピリド	• 抗パーキンソン病薬	• ステロイド
• 抗血栓薬(抗血小板薬, 抗凝固薬)	• ジギタリス	• 利尿薬
• β遮断薬	• α遮断薬	• 第一世代 H_1 受容体拮抗薬
• H_2 受容体拮抗薬	• 制吐薬	• 緩下薬
• 糖尿病薬	• インスリン	• 過活動膀胱治療薬
• 非ステロイド性抗炎症薬(NSAID)		

(文献 7 より)

救急医学会の ICLS(Immediate Cardiac Life Support)コースを受講していることが望まれる. その他の有害事象が発生した場合にも現場のスタッフを適切に指揮し速やかな処置が実践されるよう, 特にリハビリテーションに関連して発生する可能性が高い症状や有害事象(**表 1**)における対応法には精通していることが求められる.

　症状や有害事象の重症度によっては回復期リハビリテーション病棟では対応困難な症例も生じる可能性があり, 医師の適切な判断が必須である. どの範囲の重症度であれば対応可能かどうかは, 各医療機関や病棟で異なる可能性がある. 自身の医療機関や病棟で対応可能な範囲と限界について, 予め認識して院内および病棟スタッフと共有しておく必要がある. また, 回復期リハビリテーション病棟で対応困難な症例については, スムーズに適切な医療機関や急性期病棟に紹介・転送する必要が生じる. 症状や有害事象の内容や重症度によって対応可能と思われる紹介先を予め認識して, 日頃から連携をとっておくことが求められる.

　薬剤処方も医師の重要な業務であり, 特にポリファーマシー(多剤併用)への対処や副作用を考慮した薬剤調整が重要である. 薬剤がリハビリテーションの効果に影響することや副作用が有害事象を引き起こす可能性を必ず念頭に置き, 薬剤師とも連携のうえで処方を検討することが求められる. 回復期リハビリテーション病棟の慢性腎臓病のある脳卒中患者の33%に6剤以上の多剤併用を認め, 多剤併用群ではFIM効率が有意に低かったという報告がある[5]. また, 回復期リハビリテーション病棟の高齢脳卒中患者で, Beers基準による不適切薬剤(potentially inappropriate medicine；PIM)を使用している場合, 運動FIM利得が有意に低く, 抗精神病薬・抗うつ薬・第1世代

抗ヒスタミン薬といった抗コリン作用を有する薬剤使用が退院時で有意に増加したと報告がある[6]. 日本老年学会では, 「高齢者の安全な薬物療法ガイドライン 2015」を作成しており, その中には特に慎重な投与を要する薬物リストがある(**表 3**)[7]. これらの薬剤の多くは, 認知機能を低下させる恐れがあり, 減量・中止・代替薬を検討すべきである.

若手医師の育成

　超高齢社会となった我が国の現状を鑑みると, リハビリテーション科専門医の育成は急務である. 幅広い疾患を対象としながら, 障害と生活に軸を置いた診療が可能な若手医師の育成が求められている. 初期臨床研修においては多様な疾患管理を経験できるようにプログラムされているが, リハビリテーションや運動に伴うリスク管理や多職種連携での取組を学び, 実践として経験する機会は少ない. リハビリテーション科専門医を目指す若手医師の育成においては, OJT(on the job training)と off-JT(off the job training)をバランス良く組み合わせて研修過程を組むことが求められる.

　OJT としては, 多様な疾患・障害の症例を担当医として受け持てるようにするのが良い. 回復期リハビリテーション病棟では, 脳血管疾患・運動器疾患・廃用症候群の症例が主となるが, 重症度や合併症は様々である. 個々の症例を通して, そのリスク管理方法を学びながら, 多様な経験を積み上げることが求められる. 指導医から直接指導する場として, 指導医とともに行う病棟回診や症例検討会が定期的に行えるようにセッティングする. 症例プレゼンテーションを通して診断・ゴール設定・リハビリテーション介入について検討す

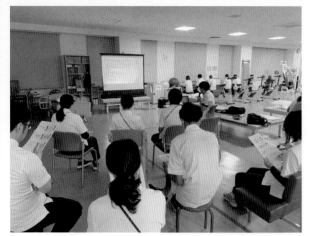

図 1. 専攻医が講師を務めるリスク管理学習会
（毎月 1 回開催）

ることに加え，医学的なリスク管理が適切かどうかについても必ず確認する．

　Off-JT としては，書籍や文献を通した自己学習によるインプットに加え，他職種教育などによるアウトプットの機会をつくるのが良い．当院では定期的に開催される病棟スタッフやセラピスト対象の「リスク管理学習会」を若手医師が担当している（図1）．リスク管理に関する総論的な考え方，各種疾患の基本的な知識や想定されるリスクなどを講義形式で伝える．聴講したスタッフからは日常の臨床現場における疑問や困り事が率直に出され，日常診療の振り返りや知識の定着につながっている．回復期リハビリテーション病棟で起こり得る有害事象への対応については，病棟スタッフとともに「シミュレーション研修会」を行い，そこでも若手医師が指導的立場を担う．現場で実際に対応する病棟スタッフと共同で行うことを通して，多職種連携の重要性や課題を肌で感じることができる．

おわりに

　回復期リハビリテーション病棟のリスク管理におけるリハビリテーション科専門医の役割について，システム構築，情報共有とコミュニケーション，医学管理，若手医師育成の観点で論じた．超高齢社会となった今，回復期リハビリテーション病棟への要求はますます高まることが予想される．重症者や高齢者であっても，確実な安全管理

を行いながら積極的なリハビリテーションを実施して，機能・活動・参加と QOL を高めるためには，リハビリテーション科専門医の存在は必須である．多忙な日常診療の中ではあるが，リハビリテーション科専門医 1 人ひとりが輝き，大きな成果を生むとともに，1 人でも多くの若手リハビリテーション科医師が誕生し育つことを期待する．

文　献

1) 公益財団法人日本リハビリテーション医学会：医学生・研修医の方へ．〔http://www.jarm.or.jp/pr/〕
2) 宮越浩一：リハビリテーションにおけるリスク管理の必要性と対策．亀田メディカルセンターリハビリテーション科リハビリテーション室，リハビリテーションリスク管理ハンドブック改訂第3版，pp. 2-13，メジカルビュー社，2017.
   Summary リハビリテーションにおけるリスク管理について，総論から各論まで適切にまとめられている．
3) 公益財団法人日本医療機能評価機構 病院機能評価事業：病院機能評価とは．〔https://www.jq-hyouka.jcqhc.or.jp/accreditation/outline/〕
   Summary 医療の質を確保するための第三者評価を効果的に利用したい．
4) 宮越浩一：合併症予防のための情報収集．亀田メディカルセンターリハビリテーション科リハビリテーション室，リハビリテーションリスク管理ハンドブック改訂第3版，pp. 14-31，メジカルビュー社，2017.
5) Kose E, et al：Impact of Polypharmacy on the Rehabilitation Outcome of Japanese Stroke Patients in the Convalescent Rehabilitation Ward. *J Aging Res*, **2016**：7957825, 2016.
6) Kose E, et al：Role of potentially inappropriate medication use in rehabilitation outcomes for geriatric patients after strokes. *Geriatr Gerontol Int*, 18(2)：321-328, 2018.
7) 日本老年学会，日本医療研究開発機構研究費・高齢者の薬物療法の安全性に関する研究 研究班：高齢者の安全な薬物療法ガイドライン2015，メジカルビュー社，2015.
   Summary リハビリテーションに影響を与える可能性がある薬剤についても確認できる．

MB Med Reha **No.251**：51-56, 2020

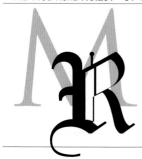

回復期リハビリテーション病棟における リスク管理のための療法士の役割

松田 徹*

Abstract リスク管理のための療法士の役割として，有害事象の発生予防と有害事象発生後の対応が重要である．有害事象の発生予防とは，回復期リハビリテーション病棟において発生し得るリスクを最大限想定し，事前対応することである．一方，有害事象発生後の対応は，有害事象の影響を最小限にする対応（一次救命処置：basic life support；BLS など）と，有害事象の再発予防に向けた対策の構築（インシデントレポートによる情報共有システムなど）が大切である．有害事象の予防・対応が可能となるには，知識・技術などのテクニカルスキルだけでなく，それらを応用する能力や，コミュニケーションなどのノンテクニカルスキルを高める教育が必要である．また教育にはプロセス管理の視点が不可欠であり，当院では独自に組織した教育委員会と安全管理委員会が連携し，教育計画の立案・実施とその効果検証のためのモニタリングにより，安全管理体制の継続的改善をはかっている．

Key words 回復期（recovery phase），リハビリテーション（rehabilitation），リスク管理（risk management），療法士（therapist）

はじめに

現在，回復期リハビリテーション病棟（以下，回復期病棟）では，一定数の重症患者の受け入れが必要なため，リハビリテーション中の有害事象の発生リスクが高まっている．一方，近年の診療報酬改定では，回復期病棟の運営にアウトカムが求められる．つまり回復期病棟で勤務する療法士には，リハビリテーション治療に関連した有害事象の発生リスクを予防しながらも，積極的な運動負荷により十分な機能改善を促し，患者の活動性を最大限高めるなど，高い能力が要求される．しかし，近年養成校の急増などに伴い，医療機関では療法士の若年化が進んでおり[1]，経験の浅いスタッフにおいてアクシデントが多いことも報告されている[2]．

療法士は患者と接している時間が比較的長いため，リハビリテーション中の有害事象に遭遇することも少なくない．しかし回復期病棟では急変発生時に，緊急対応可能な医師・看護師が居るとは限らず，急性期病院のように緊急対応可能なチームを招集できないといった特徴もある．そのため療法士には，リスクの発生予防はもちろん，有害事象発生時にはその影響を最小限にするための迅速な対応が求められる．

本稿では，回復期病棟で勤務する療法士に求められるリスク管理のための役割とその教育について，またその教育のプロセス管理の実際について，亀田メディカルセンター（以下，当院）の取り組みを紹介する．当院は千葉県南端にある 917 床の総合病院を中心に，56 床の回復期リハビリテーション病院，クリニック，訪問，介護老人保健施設，特別養護老人ホームなど，専門分化した施設に理学療法士（以下，PT）147 名，作業療法士（以

* Toru MATSUDA, 〒 296-8602 千葉県鴨川市東町 929 亀田総合病院リハビリテーション事業管理部，管理担当室長

下，OT）32 名，言語聴覚士（以下，ST）24 名を有し，機能別のリハビリテーションをシームレスに提供することを目指している.

リスク管理のための療法士の役割

リスク管理のための療法士の役割には，「リスクの発生予防」と「リスク発生後の対応」の 2 つが重要である.「リスクの発生予防」とは，回復期病棟にて発生し得るリスクを最大限想定し，事前に対応することである. 効率的な予防のためには，ハイリスク症例のスクリーニングが必要である[3]. リハビリテーション開始前に，医師や看護師の記録から合併症のリスクを評価し，リスクが高いと考えられる場合は人員や機材が豊富な環境でリハビリテーションを実施するよう調整する. また練習内容も低負荷にするなどの配慮により，合併症の誘発を回避する.

一方，「リスク発生後の対応」には，① 有害事象の影響を最小限にする対応と，② 有害事象の再発予防に向けた対策の構築の 2 つが重要である. リスクの発生予防を行っても，完全に予防することは困難であるため，有害事象を生じた際に適切な対処を行うことで，患者への影響を最小限とする対策が求められる. 特に心肺停止という最悪の有害事象の際には，一次救命処置（basic life support；BLS）の速やかな開始が必要であり，すべての療法士が実施できるようにトレーニングを受けるべきである. 心肺停止に至っていない場合でも，緊急性が高い状態では速やかに応援を要請する. ためらわずに応援要請が行え，冷静な対応ができるように，急変時対応マニュアルなどの作成が必要である. また，有害事象発生に備えて，血圧計，パルスオキシメーター，応急処置のための救急カート，AED，ストレッチャーなどの器具は常備し，さらに機器の定期的な点検管理を行うことが必要である.

次に，② 有害事象の再発予防に向けた対策の構築としては，事例を収集し，なぜ生じたかを検討して予防のための対策を立て，対策の評価を行う

ことが重要である. その具体的方法としては，インシデントレポートによる発生した有害事象を共有する仕組みの構築が有用であり，インシデントレポートを気楽に作成できる組織風土作りが求められる.

リスク管理のために療法士に求められる能力と当院における教育内容の紹介

療法士が有害事象の発生予防と発生後の対応を行えるようになるためには，知識・技術のテクニカルスキルだけでなく，それらを応用する能力や，コミュニケーションなどのノンテクニカルスキルが必要とされる[4]（図1）.

1. リスクの発生予防に必要な能力と教育

有害事象の発生予防に必要な知識・技術，応用力としては，1）起こり得る有害事象に関する知識の習得を目的とした教育と，2）生じている有害事象の状況を正確に評価できる技術の習得を目的とした教育，さらに，3）有害事象を事前に察知する感度を高める教育が必要である.

1) 起こり得る有害事象に関する知識の習得を目的とした教育

知識の習得を目的とした教育として，当院では新入職者を対象にリハビリテーション科医師が講義を行っている. 状態変化しやすい患者の認識方法，回復期病棟の対象疾患別に起こりやすい合併症と症状，緊急性が高い合併症，頻度が高い合併症について知ることが必要である. 特に深部静脈血栓症から続発する肺塞栓は，リハビリテーションが誘因となることがあるため厳重な注意が必要である.

2) 生じている有害事象の状況を正確に評価できる技術の習得を目的とした教育

状況を正確に評価できる技術の習得を目的とした教育として，当院では，新入職者のオリエンテーションの一環として，バイタルサイン測定の実技演習を行っている. 急変を予測する因子として，胸痛，意識レベルの変動，血圧・脈拍の変動，頻呼吸・呼吸状態の変動，尿量の減少，SpO_2 低

リスク管理	必要な能力	教育方法	対象・概要など	
予防	知識	リハビリテーション科医師による講義	新入職者対象。上半期3回シリーズ。状態変化しやすい患者の認識方法、疾患別の合併症、緊急性が高い合併症、頻度が高い合併症、「リハビリテーション医療における安全管理・推進のためのガイドライン第2版」など。	
		チェックリストの運用（リスク管理関連の知識項目）	全職員対象。年1回、事業所共通・事業所別・職種別に習得すべき知識のチェック。	
	技術	バイタルサイン測定	新入職者対象。入職時オリエンテーションにて実施。血圧・脈拍・SpO2測定の実技演習。自動血圧計，パルスオキシメーターの使用方法と使用上の注意点などの説明。	
		チェックリストの運用（リスク管理関連の技術項目）	全職員対象。年1回、事業所共通・事業所別・職種別に習得すべき技術のチェック。	
	応用能力・ノンテクニカルスキル	KYT	新入職者対象。診療開始後の5月実施。気づきを可視化し他者との共有をはかることで自己の気づきを増やす。例）ライン類の多い患者の起き上がりと車椅子離床練習場面。	
		シミュレーション演習（リスク管理）	新入職者対象。KYTとセットで実施。演習内容は、前年度、新入職に多く発生したインシデントを参考に設定。例）歩行時の突然の膝折れへの対応。認知機能低下者へのミトン拘束、安全ベルトを外した状況での誘導、など。	
		Team STEPPS研修	全職員対象。入職時に実施。定期的にフォロー研修を受講可能。	
		転倒・転落防止対策委員会の病棟ラウンド	回復期リハビリテーション病棟のPT、OT(新人含む)、看護師で定期的に実施。患者の活動度、抑制方法などの安全確認など行う。	
対応	知識	チェックリストの運用（リスク管理関連の知識項目）	全職員対象。急変時対応マニュアルの理解など。	
	技術	BLS講習会参加	全職員対象。入職時に受講。その後2年おきに更新。	
	応用能力・ノンテクニカルスキル	シミュレーション演習（急変時対応）	回復期病院スタッフ(医師、PT、OT、ST、看護師、診療補助者)。年6回、2か月毎実施。例）「転倒・転落」、「窒息」、「痙攣発作」、「胸部症状」を事例として取り上げ、急変時対応マニュアルにそった対応を演習する。実際生じた急変時対応について事例検討を行いチームでの対応を振り返る。	
		インシデントレポートの共有	インシデント発生後の翌日にはOffice365上で全事業所で情報共有。	
		転倒・転落防止対策委員会でのミーティング	転倒発生時再発予防、原因分析、過度な抑制の予防を目的として実施する簡易的なチームミーティング。	

図 1. リスク管理のために療法士に求められる能力と当院での教育内容

下，血液ガス分析による異常値などがある[3]．すなわち，基本的なバイタルサインと循環器・呼吸器の状態変化を示す所見が重要であり，これらの所見を適切に評価する技術の習得が不可欠である．

3）有害事象を事前に察知する感度を高める教育

有害事象を事前に察知する感度を高める教育としては，新入職者を対象としたKYT(Kiken Yochi Training)を行っている．指導者がリスクを含む

写真を予め用意し，受講者は写真にあるリスクを指摘し，その理由について説明を行うトレーニングにより，普段の環境に隠れているリスクへの感度を高めることができる．当院では設定された演習場面に潜在したリスクへの自己の気づきを増やし，その対策を実施できることを目的とし，KYTとシミュレーション演習をセットで行っている．演習内容は，前年度新入職者で特に多く発生したインシデントを参考に設定している．

米国 Joint Commission on Accrediationof Healthcare Organization は，1995 年 1 月〜2005 年 12 月に報告された全警鐘事例の約 66％は「効果的でないコミュニケーション」が原因であるとしている．真のチームづくりにおいては，テクニカルスキルの育成はもちろんのこと，誰でも，誰にでも，気づいたことを指摘し合えるコミュニケーションスキル（またはノンテクニカルスキル）やそれを可能とする風土作りが求められる[5]．当院ではコミュニケーションの標準化のため，Team STEPPS（Team Strategies and Tool to Enhance Performance and Patient Safety）を導入しており，全職員が新入職時に院内研修として受講する．このプログラムの最終ゴールは，患者の安全を最優先に考えることのできる「安全文化醸成」の獲得である[5]．その中に，コミュニケーションツールである SBAR が紹介されている．SBAR では，生じている問題を Situation（状況）として「何が起きているか」を一言でシンプルに伝え，続いて「どのような患者に」生じている問題かを Background（背景）で伝える．さらに Assessment（評価）において報告している職員は「何を心配しているか」を伝え，Recommendation（提案）で「どうしてほしいか」を具体的に伝えることができる．SBAR では，このように簡潔に，しかも具体的かつ説得力をもって患者情報を伝授することが可能となり，コミュニケーションエラーによるインシデントの発生を抑制するとされる[6]．担当患者の引き継ぎや多職種での情報伝達はリハビリテーションの実施には必須であり[7]，適切な情報伝達

により誤認のリスク軽減をはかることが重要であり，そのためには教育を適切に行うことが望ましい[8]．

2．リスクの発生後の対応に必要な能力と教育

最悪のイベントである心肺停止時には BLS の速やかな開始が求められるため，新入職者は入職直後に病院研修として受講する．その後 2 年毎に更新研修を受講することになっている．

しかし，知識や技術の蓄積は必要だが，それだけでは実際に生じた患者の状態変化への対応は不十分である．知識や技術を現場で活用できるための応用能力，特に状況認識と意思決定能力が必要とされる[4]．状況認識とは，生じている症状変化やバイタルサインなどから緊急性を判断することである．また意思決定能力には，緊急性に応じて適切な応急処置と応援要請を速やかに開始する判断と決断能力が必要である．これらの習得を目的に，当院の回復期病院では急変時対応のシミュレーション演習を 2 か月おきに実施している．またそれは複数の職員で対応するための良好なチームワーク，患者の状況と対応方針を共有するコミュニケーション能力，チームをまとめるリーダーシップの育成も兼ねている．

当院における安全教育のプロセス管理の紹介

当院では，ISO 9001，JCI（Joint Commission International）といった外部審査認定を受けている．この外部審査で求められる職員教育とは，ミッションやビジョン達成へのプロセス遂行に必要な力量の保有を保証することである[9]．つまり，① リハビリテーションのプロセスに必要な力量を定義していること，② その定義された力量がチェックリストで管理されていること，③ チェックリストにおいてある項目が未履修・不合格の場合やその項目の力量が保有されていない場合，不足分の力量育成に向けた個人別教育計画が実行されていること，④ その達成度は個人ファイルで管理していること，⑤ これらの職員教育の妥当性が定期的に検証されていること[9]，などのプロセス

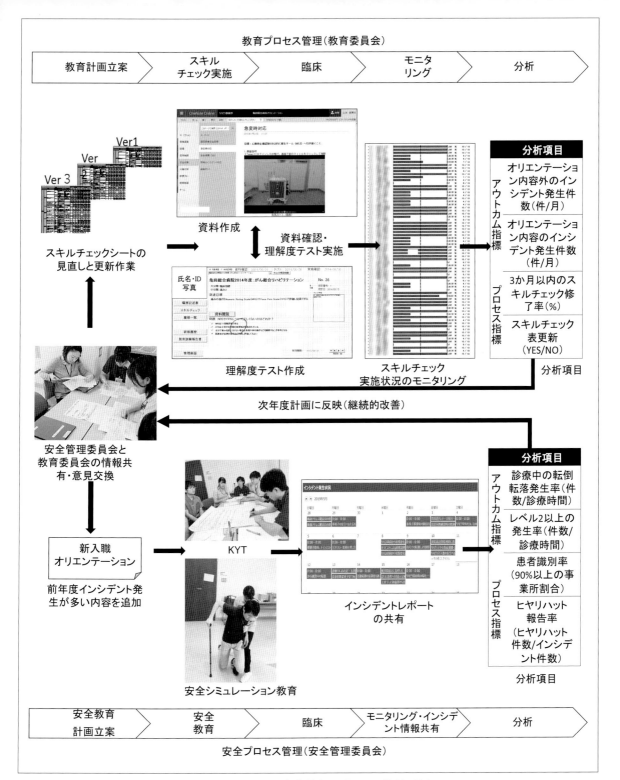

教育プロセス管理（教育委員会）

教育計画立案 ＞ スキルチェック実施 ＞ 臨床 ＞ モニタリング ＞ 分析

スキルチェックシートの
見直しと更新作業

資料作成

資料確認・
理解度テスト実施

理解度テスト作成

スキルチェック
実施状況のモニタリング

分析項目	
アウトカム指標	オリエンテーション内容外のインシデント発生件数（件/月）
	オリエンテーション内容のインシデント発生件数（件/月）
プロセス指標	3か月以内のスキルチェック修了率（%）
	スキルチェック表更新（YES/NO）

分析項目

次年度計画に反映（継続的改善）

安全管理委員会と
教育委員会の情報共
有・意見交換

新入職
オリエンテーション

前年度インシデント発
生が多い内容を追加

KYT

安全シミュレーション教育

インシデントレポート
の共有

分析項目	
アウトカム指標	診療中の転倒転落発生率（件数/診療時間）
	レベル2以上の発生率（件数/診療時間）
プロセス指標	患者識別率（90%以上の事業所割合）
	ヒヤリハット報告率（ヒヤリハット件数/インシデント件数）

分析項目

安全教育計画立案 ＞ 安全教育 ＞ 臨床 ＞ モニタリング・インシデント情報共有 ＞ 分析

安全プロセス管理（安全管理委員会）

図 2. 当院における安全教育のプロセス管理の流れ

管理が不可欠である．

　以上の要求をクリアするため，当院では独自に
組織した教育委員会と安全管理委員会が連携し，

教育計画の立案・実施と，その効果検証のための
モニタリングにより，安全管理体制の継続的改善
をはかっている（図2）．新年度開始前に教育委員

会と安全管理委員会が前年度の新人教育・職員教育として行った安全教育に関連したアウトカム指標，プロセス指標について情報共有・意見交換を行う．特にインシデント発生件数については，新入職オリエンテーションや，事業所全体・事業所別に使用するチェックリストで実施した内容かそうでないかを分析し，行っていない内容が多ければ次年度の教育計画に追加する．逆に行った内容にもかかわらず発生件数が多ければ，教育手法や内容の妥当性を検証し，次年度の教育計画を修正するといった具合である．チェックリストとは，当院入職者に共通して求めるリハビリテーション診療で共通に必要とされる力量項目とその達成度を確認するための基本チェックリストと，専門チームとして期待する力量のチェックリストがある．これらのチェックリストには，指導項目，指導方法，評価方法，評価者を明示してあり，これを用いて各事業所，各チーム別に求める力量獲得の有無を定期的にチェックしている[9]．

まとめ

回復期病棟では，安全管理上の不確実性がある中で安定したアウトカムを得ることが求められる．そのため療法士個人には，有害事象の予防と是正のために必要な知識・技術のテクニカルスキルとその応用力，またコミュニケーションなどのノンテクニカルスキルの習得が求められる．一方，職場には教育計画の立案・実施と，その効果検証のためのモニタリングにより，安全管理体制の継続的改善をはかる仕組みづくりと，医療の質と安全を重んじる組織風土の構築が求められている．

文　献

1) 竹内伸行：当院における理学療法士および作業療法士の経験年数とアクシデント発生頻度の関連性. 北関東医学，**61**(3)：405-409，2011.
   Summary 若年療法士の経験年数とアクシデント発生頻度には関連性があり，経験が少ないほど発生頻度が高いことを示唆している．
2) 公益社団法人日本理学療法士協会：統計情報. 資料・統計，〔http://www.japanpt.or.jp/about/data/statistics/〕(2019 年 11 月 20 日参照)
3) 宮越浩一：総論 リスク管理の必要性. リハビリテーションリスク管理ケーススタディ，pp.2-5，メジカルビュー社，2016.
4) 亀田メディカルセンター(編)：リハビリテーションにおけるリスク管理の必要性と対策. 宮越浩一，リハビリテーションリスク管理ハンドブック第 3 版，pp.2-12，メジカルビュー社，2017.
5) 村永信吾：多職種でつなぐチーム医療は，プロセスとコミュニケーションの標準化から. 理学療法学，**45**(Suppl 1)：45-48，2018.
6) WHO：Communication during patient hand-over. Patient Safety Solution, 2007, 1.〔https://www.who.int/patientsafety/solutions/patientsafety/PS-Solution3.pdf〕(2019年11月18日参照)
7) Velji K, et al：Effectiveness of an Adapted SBAR Communication Tool for a Rehabilitatiion Setting. *Healthc Q*, **11**(3 Spec No)：72-79, 2008.
8) 公益社団法人日本リハビリテーション医学会 リハビリテーション医療における安全管理・推進のためのガイドライン策定委員会(編)：リハビリテーション医療における安全管理・推進のためのガイドライン第 2 版，医歯薬出版，2018.
   Summary 有害事象対策として臨床場面で想定される Clinical Question に Q & A 形式で推奨文が記載されている．
9) 村永信吾：理学療法領域における臨床技能の評価と学習支援の試み 4.1亀田メディカルセンターでの例. 理療ジャーナル，**31**(4)：314-316，2012.

MB Med Reha No.251：57-64, 2020

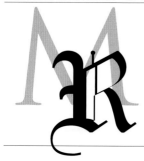

回復期リハビリテーション病棟における リスク管理と法的課題

水沼直樹*

Abstract 医療訴訟の提起件数は 2004 年以降減少傾向を辿り，2009 年以降微増傾向であり，患者勝訴率は 2000 年以降低下し，現在では 20% に満たない．損害賠償義務の発生には，医療行為に過失及び損害があり，当該医療行為と損害との間に因果関係のあることが必要である．過失ある医療行為は，臨床医学の実践における医療水準に達しない水準の医療行為をいう．因果関係が認められない場合，原則として損害賠償義務は発生しないが，医療水準に達した医療が行われていたならば，なお生存していた相当程度の可能性がある場合には損害賠償義務が生じる．裁判実務の傾向からして，診療ガイドラインが過失判断の 1 つの重要な指標になるため，十分な理解が求められる．リハビリテーションでは突発的なイベントに関するスクリーニングと，イベント発生後の的確な対応が重要である．せん妄対策も重要である．患者本人のみならず家族に対しても十分な説明をするとともに，カルテなどの医療記録に治療および説明の内容・経過を残すことが期待される．

Key words 医療訴訟の現状(recent trend of medical malpractice lawsuits)，診療ガイドライン(clinical practice guideline)，医療訴訟における過失と因果関係(negligence and its causal relation with damage in medical malpractice lawsuits)，リハビリテーション医療の特殊性(circumstances of rehabilitation therapy)，転倒リスクとせん妄(risk of falls and delirium)

医療訴訟の現状と「過失」概念

1．医療訴訟の現状

1）医療訴訟・患者勝訴率は増加しているのか

多くの医療者から，「医療訴訟が怖くて治療を躊躇する」「増加する医療訴訟に対策はないか」などと質問されるが，これらはいささか事実に基づいていない．

我が国の医事関係訴訟(以下，医療訴訟)の提起件数は，2004 年までは増加しているが，その後減少傾向に転じ，2009 年以降では横ばいまたは微増となっている(図1)．また，認容率(全判決における原告の請求を認容した判決の割合)に関して，一般民事訴訟が概ね 85% で原告勝訴となってい

るのに対して，医療訴訟では，46.9%(2000 年)を最高値として減少し，現在では 20% を下回っている(図2)．

2）医療訴訟に至らない理由

もっとも，医療訴訟の提起件数が減少していることは，医療事故の減少を直ちには意味しない．むしろ，医療事故があったとしても訴訟制度を利用せず，例えば，医師賠償保険などによる柔軟な支払い(任意交渉)や医療 ADR*1 などの裁判外紛

*1 ADR：裁判外紛争解決手続，「Alternative」「Dispute」「Resolution」の頭文字をとっている．両当事者の話し合いを基調として和解成立を促す制度で，弁護士会の他各種団体が主催しており，主催団体ごとに特徴がある．

* Naoki MIZUNUMA，〒 162-0825 東京都新宿区神楽坂 2-12-1-401 東京神楽坂法律事務所，弁護士／東邦大学医学部，非常勤講師／鳥取大学医学部，非常勤講師

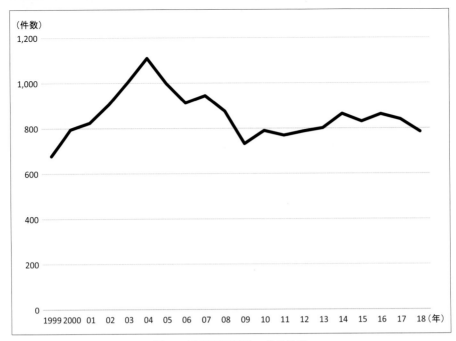

図 1. 医事関係訴訟の新受件数

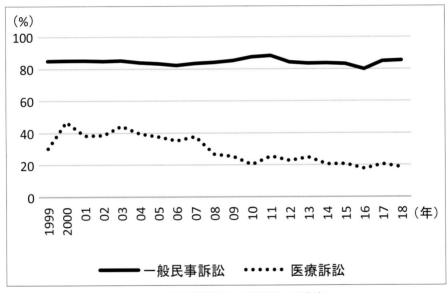

図 2. 一般民事訴訟と医療訴訟の認容率

争解決制度を通じて和解が成立するなど，裁判外で紛争解決していると考えられる[1].

3）医療訴訟が増えていると感じる理由

医療訴訟が多いと医療者が感ずる理由の1つには，患者からのクレームが裁判のイメージと連動していることが考えられる．患者からのクレームには医学的に正当なものばかりではなく，中には度を超えたクレームや医学的に正当とはいえない

クレームもある．他方で，医療者において，裁判や過失に対する誤解があってクレームから安易にこれらを想起するためか，医療訴訟が増加していると錯覚している可能性がある．

2．過失と因果関係

1）3つの法的責任と過失

医療事故に関する法的責任としては，民事責任（損害賠償責任），刑事責任（業務上過失致死・致傷

罪），行政上の責任（行政上の責任は，医療資格の停止・剥奪などの責任である．重大な医療過誤を起こした場合に問われ得る）がある．

民事責任であれ，刑事責任であれ，これらの責任が認められるためには，提供した医療行為に「過失」があり，患者に「損害」が生じ，過失と損害との間に「因果関係」が存在しなければならない．

2）過失と医療水準とは

過失は，講学上，結果に対する注意義務違反といわれ，発生する結果への予見義務と，回避義務と解釈されているが，医療の分野では医療行為が医療水準に達しない場合に過失が認定される．

医療水準については，医療行為が，人の生命・身体に高度の危険を伴うものであるから，医療従事者は危険防止のために「実験上必要とされる最善の注意義務」[2]を負うところ，その注意義務の基準は「診療当時のいわゆる臨床医学の実践における医療水準」[3]であり，その判断に際しては「当該医療機関の性格，所在地域の医療環境の特性等の諸般の事情を考慮すべき」[4]であるとされている．特に新規治療の場合，「新規の治療法に関する知見が当該医療機関と類似の特性を備えて医療機関に相当程度普及しており，当該医療機関において右知見を有することを期待することが相当と認められる場合には，特段の事情がない限り，右知見は右医療機関にとっての医療水準である」とされている（下線筆者）．

平たくいえば，医療水準は，'みんなやっている'という医療慣行ではなく，'当該医療機関に法的に期待された水準の医療行為かどうか'である．

もっとも，リハビリテーションに特化した水準としてのリハビリテーション水準というものが存在しているわけではない[5]．医療水準として期待されるレベルのリハビリテーションを行ったか否かが過失の分水嶺となる．

3）因果関係

法的責任が認められるには，過失のある医療行為から損害が発生したという「因果関係」のあることが必要である．因果関係が認められるには，「特

定の事実が特定の結果発生を招来した関係を是認しうる高度の蓋然性」のあることを「通常人が疑いを差し挟まない程度に真実性の確信を持ちうる」[6]程度に証明される必要がある．そのため，当該医療行為により損害が発生した「高度の蓋然性」が認められない場合には，因果関係が認められない．その結果，原則としては，損害賠償義務は発生しない．

しかし，最高裁は，この原則に修正を加えている．1つは，その医療行為にミスがなかった場合にどの程度延命できたかが不明な場合，「医師が注意義務を尽くして診療行為を行っていたならば患者がその死亡の時点において，なお生存していたであろうことを是認し得る高度の蓋然性が証明されれば」[7]，損害賠償責任が認められる．なお，いかなる程度の証明を「高度の蓋然性」というかは定かではないが，80％程度確かである状態を指すと考えられる[8]．また，概ね治癒率や救命率などが約70％を上回っているとする判決もある[9]．

もう1つには，過失と損害との因果関係が否定された場合でも，「医療水準にかなった医療が行われていたならばなお生存していた相当程度の可能性の存在が証明されるとき」[10]には，医師側が損害賠償責任が認められる．この「相当程度の可能性」の理論は，死亡事案だけでなく，重篤な後遺症事案についても及ぶ[11]．

そして，相当程度の可能性も認められない場合でも，「当該医療行為が著しく不適切なものである事案」である場合には，「適切な医療を受ける期待権」侵害に対する損害賠償義務が生ずる余地がある[12]．

上記の裁判例は，判例理論を提示した点で重要であるが，事案の特殊性などを踏まえたうえで判例理論が構築されていることから，今後のその理論が発展する可能性がある．

4）突発性のイベントにはアフターフォローが大切

突発的なイベントを回避する方法として，例えば患者の転倒であれば常時付き添うかたちでの介

助が考えられるが，日常のリハビリテーションにおいては現実的でない．また，転倒のような突発的なイベントに対しては，当該イベントの注意義務違反が問われるのみならず，その後の救命処置などのアフターフォローの適否が問題とされることが多い．

3．過失の有無と診療ガイドラインの関係
1）診療ガイドラインを遵守することは過失有無に影響する

診療ガイドラインは，医学的根拠に基づいて，治療方法を推奨するものでエビデンスの強度や推奨度合いを明示している．

裁判所は診療ガイドラインを重要な証拠の1つと位置づけている．現に，「本件ガイドラインはあくまでも最も標準的な指針であり，実際の診療行為を決して強制するものではなく，施設の状況（人員，経験，機器等）や個々の患者の個別性を加味して最終的に対処法を決定すべきもの」[13]とした裁判例や，診療ガイドラインに沿う「治療方法が合理的であると評価される場合が多くなるのはもとより当然」であるが，「個々の患者の具体的症状が診療ガイドラインにおいて前提とされる症状と必ずしも一致しないような場合や，患者固有の特殊事情がある場合において，相応の医学的根拠に基づいて個々の患者の状態に応じた治療方法を選択した場合には，それが診療ガイドラインと異なる治療方法であったとしても，直ちに医療機関に期待される合理的行動を逸脱したとは評価できない」[14]とする裁判例などがある．

統計的にも，診療ガイドラインと過失の関係について，診療ガイドラインを遵守していた事例における過失認容率は約2%（n＝92）であり，遵守していなかった事例においては約47%（n＝66）であるとの指摘がある[15]．

なお，民事訴訟では診療ガイドラインは無条件で証拠となる．

2）診療ガイドラインを履践せずとも無過失とされる理由

注目すべきは，診療ガイドラインを遵守していないにもかかわらず，過失なしとされた理由である．その理由として指摘されたのは，医療現場の実情，当該医療行為の後にガイドラインが作成，ガイドラインを過失判断に用いることに消極的で，診療ガイドラインと相反する他の医学文献の存在，患者の症状に照らし診療ガイドラインを用い得ない，医療施設の特性，保険制度上の制約などがある[16]．

3）リハビリテーション分野の難しさ

リハビリテーション分野には，整形外科系の患者，がん患者，呼吸器系疾患の患者など多岐にわたるうえ，年齢層も幅広い．また，複数の診療科に関する知見を要する場合がある．関連する診療ガイドラインも，日本リハビリテーション医学会の「リハビリテーション医療における安全管理・推進のためのガイドライン第2版」だけではなく，これらの患者の疾患に隣接する各学会が策定するもの（例えば，肺血栓塞栓症および深部静脈血栓症の診断，治療，予防に関するガイドライン（2017年改訂版）など）もある．担当する患者に必要な診療ガイドラインを網羅的に理解する必要がある．

患者・家族への説明

1．説明義務の根拠と意義
1）説明義務とは

診療契約は，準委任契約と考えられており，医療者は患者に対して説明義務（民法656条，645条）や療養指導義務（医師法23条）など[*2]を負う．医療法上も，「適切な説明を行い，医療を受ける者の理解を得るよう努めなければならない」（医療法1条の4第2項）とされている．

判例の中には，「医師は，患者の疾患の治療のために手術を実施するに当たっては，診療契約に基づき，特別の事情のない限り，患者に対し，当該疾患の診断，実施予定の手術の内容，手術に付随する危険性，他に選択可能な治療方法があれば，その内容と利害得失，予後などについて説明する

[*2] その他にも転医勧告義務なども負う．

べき義務があり，また，医療水準として確立した療法が複数存在する場合には，患者がそのいずれを選択するかに付き熟慮のうえ判断することができるような仕方で，それぞれの両方の違いや利害得失をわかりやすく説明することが求められる。」[17]としている（下線筆者）．

2）説明義務の意義

治療の説明を義務付ける実質的な根拠は，患者の自己決定を保障することにある．いかなる治療を受けるか，選択肢の提示を受けたうえでいかなる選択をし，他の選択肢を選ばないかを自らが決定する権利を保護するためである．そこで，患者が，熟慮のうえで自ら選択決定できるような情報をわかりやすく提供する必要がある．なお，最高裁[17]は，未破裂動脈瘤の治療に関し，「いずれの手術も受けずに保存的に経過をみることとするのかを熟慮する機会を改めて与える必要があった」とするものがある．リハビリテーション分野においても，経過観察をする余地がある場合には，説明に際して留意すべきであろう．

2．説明をすべき相手方
1）原　則

医療行為に関する説明・報告をすべき相手は，原則として患者自身である．患者は，診療契約の相手方であり，まさに治療を受ける本人だからである．

ただし，患者が認知症患者のように正常な判断能力に乏しい場合には，患者に対する説明だけでなく，家族や保護者に対して説明することが重要となる．

2）家族などに説明することの意義

患者の治療に関する情報は，極めてセンシティブな情報であるから，安易に患者以外の第三者に漏らしてはならない．しかし，家族や保護者は，事実上，患者に代わって治療方針を決めたり，また患者の治療や自宅での生活をサポートしたりして，患者の利益のために活動することが期待される．そこで，患者自身に，医療者の説明を理解することができない場合など，必要に応じて，家族

や保護者に治療に関する説明・報告をすることになる．なお，副次的に，家族に対する説明は紛争回避の効果もある．

3．説明の際の留意点
1）本人に対する留意点

患者の自己決定を保障する観点から，患者が自ら選択決定できるような情報をわかりやすく提供する必要があり，患者が理解可能な平易な文言での説明が求められる．リハビリテーションは，筋肉トレーニングの延長と変わらないと安易に考える者もいるようであり，廃用性リスクを説明し，入院中および退院後のリハビリテーションの重要性やリスクを説明することが必要である．

2）家族に対する留意点

リハビリテーション分野においては，退院後を見据えて情報提供し，治療計画を立てて施療するため，家族に対する説明が重要である．治療に対する重要性を必ずしも家族が理解しているとは限らないため，患者に対する説明同様，リハビリテーションの重要性やリスクについて，家族に理解可能な説明をすることが期待される．

リハビリテーションの特殊性と紛争予防

1．治療と患者管理
1）治療と患者管理が混在している

回復期リハビリテーション病棟では，治療と患者管理の双方の観点からの対応が求められる点で，他の診療科より複雑な側面がある．治療に関しては医師の裁量がある程度尊重されると思われるものの，定期巡回や器具装着などの安全確保のための患者管理については，患者の特殊性や個別性，医療機関毎の格差はさほど大きくなく，裁量が狭まる可能性がある．安全管理に関する事項を怠ることに過失が認められる可能性が高まりかねない．

2）ガイドラインが多岐にわたる

回復期リハビリテーション病棟には幅広い診療科の患者が入院しており，必要となる診療ガイドラインも患者の治療に応じて多岐にわたる．した

がって，網羅的にこれらを学習することが期待される.

3）複数の医療従事者が関与する

回復期リハビリテーション病棟では，医師，看護師のみならず，理学療法士，作業療法士，言語聴覚士など，複数の医療従事者が関与する．多職種間ではコミュニケーションエラーを生ずる可能性も高まる．また医療者間の情報格差も生じ得る．したがって，院内での情報共有の精度を高めるとともに研修などを通して情報格差を低減させることが期待される.

4）突発的にイベントが発生し得る

回復期リハビリテーション病棟には，様々な疾患を抱える患者が入院しており，転倒リスクや深部静脈血栓リスクなど，様々なリスクが考えられる．しかも，これらは突発的に発生する．そこで，事前のスクリーニングとイベント発生後の処置（アフターフォロー）が重要となる.

もっとも，あらゆるイベントを事前に予測して対応することは事実上不可能である．したがって，（私見にはなるが）院内で定められた巡回や安全管理を，まずはしっかりと履践することが重要ではないかと思われる.

2．記録の重要性

1）カルテ・記録の重要性

カルテは，診療録といわれ，法律上作成義務のある医療記録である（医師法24条）．医師以外の医療従事者が作成する医療記録は，必ずしもすべてに法律上の作成義務により作成されるとは限らないが，カルテに準じて重要な記録である.

2）カルテは信用性が高い

カルテは，法律上作成義務があり，日々の診療業務により作成される診療に不可欠な資料であることなどから，「診療録の記載内容は，それが後日改変されたと認められる特段の事情がない限り」，「その真実性が担保されている」[18]と解釈されており，一般に記載内容に高い信用性が認められている．カルテ以外の医療記録（各種医療者が作成する記録）も，同様に高い信用性が認められる.

3）信用性が低いカルテとは

上記のように，「後日改変されたと認められる特段の事情」がある医療記録は，信用性が低い．改ざん以外に信用性を減ずる要素としては，抽象的な記載やコピー＆ペーストした記述が散見される記載や，合理的な理由なく加筆された記載などが挙げられる．実際，カルテの記載が「あまりにも整然とした体裁で記載されているだけではなく，ほぼ同様な表現でそれほど変化のない内容で被控訴人（筆者注：医師）の診察結果を繰り返して記載しているなど不自然な点が認められる」[19]としてカルテ全体の信用性を低めた事例がある.

なお，改ざんを認定された事例として，紙カルテに剥ぎ取られたり切断されたりした痕跡がある事例[20]，法廷供述や他の医療記録と比較してカルテを追記した可能性があるとした事例[21]，追記前後と比較して自己に有利な事後追記が散見された事例[22]（改竄か事後追記か微妙なケース），紙カルテの記載ぶりからみて同一人が記載したとは思われない事例[23]（なお，この事案は，複数人が記載したことが問題なのではなく，略語に解説が付されていたり（「BW（体重）」と記されていた），近接した同一人の記載の書きぶりが異なった書きぶりになっていたことなど，不自然さが際立っていたことが問題とされた事例）など多数ある.

3．せん妄対策

回復期リハビリテーション病棟に限った話ではないが，患者の転倒・転落やルート抜去などのイベントは，患者がせん妄状態にあることに起因する可能性がある．せん妄は，急性に変動する意識障害が時間経過とともに消退するため（可逆性），従来，特別なイベントがない限り医療者が経過観察することが多かった．しかし，せん妄には低活動型も存在し，せん妄に気付かない場合もある．経過観察だけでは十分ではない．また，家族にとっては，せん妄状態の患者をみて不安を感ずることもある[*3]．せん妄を見過ごすことは予後に影響することが知られており，早期の医療介入は喫緊の課題となる.

せん妄には，スクリーニングと早期の医療介入が重要である．DSM(Dignostic and Statistical of Mental Disorders)や CAM(Confusion Assessment Methoad)などの診断基準を用いて患者を観察し，基準を満たす場合には，早期に医療介入すべきであろう．リスク因子の確認と予防的なケア，定期的なモニタリングが重視されている．せん妄アセスメントシート(例えば，国立がん研究センター先端医療開発センター(精神腫瘍学開発分野)では，アセスメントシートをウェブ上で公開している〔https://www.ncc.go.jp/jp/epoc/division/psycho_oncology/kashiwa/DELTA_sheet_20170227.pdf〕．)などを活用すると良い．

医療者ではない者には，せん妄に関する知識が乏しいと思われる．そこで，患者本人はもとより，家族に対しても，あらかじめ説明することが期待される．せん妄に関する簡易な映像資料[24]も公表されており，これを用いて患者や家族に対して説明することも一案であろう．

文 献

1) 米村滋人：医事法講義．pp. 162-164，日本評論社．2016.
2) 最高裁昭和 36(1961)年 2 月 26 日判決，東大輸血梅毒事件：民集 15 巻 2 号 224 頁.
3) 最高裁昭和 57(1982)年 3 月 30 日判決，未熟児網膜症高山日赤病院事件：判時 1039 号 1 頁.
4) 最高裁平成 7(2005)年 6 月 9 日判決，未熟児網膜症姫路日赤病院事件：民集 49 巻 6 号 1499 頁.
5) 古笛恵了(編著)：事例解説 リハビリ事故における注意義務と責任．p. 56，2012.
6) 最高裁昭和 50(1973)年 10 月 24 日判決，東大ルンバール事件：判タ 328 号 132 頁.
7) 最高裁平成 11(1999)年 2 月 25 日判決，肝細胞がん見落し事件：判時 1668 号 60 頁.
8) 大島眞一『Q & A 医療訴訟』(判例タイムズ社．2015 年)115 頁
9) 加藤新太郎「医師の不作為と患者の死亡との間の因果関係存否の判断と患者の生存可能期間の認定」NBL688 号(2000 年)66 頁
10) 最高裁平成 12(2000)年 9 月 22 日判決，心筋梗塞見落し事件：判時 1728 号 31 頁.
11) 最高裁平成 15(2003)年 11 月 11 日判決，スキルス胃がん見落とし事件：判時 1853 号 85 頁.
12) 最高裁平成 23(2011)年 2 月 25 日判決：判時 2108 号 45 頁.
13) 仙台地裁平成 21(2009)年 1 月 27 日判決：平成 19 年(ワ)250 号〔http://www.courts.go.jp/app/files/hanrei_jp/315/037315_hanrei.pdf〕(執筆時にアクセス)
14) 仙台地裁平成 22(2010)年 6 月 30 日判決：平成 20 年(ワ)1743 号〔http://www.courts.go.jp/app/files/hanrei_jp/425/080425_hanrei.pdf〕(執筆時にアクセス)
15) 桑原博道，淺野陽介：特別寄稿 2 ガイドラインと医療訴訟について―弁護士による 211 の裁判例の法的解析―．小島原典子ほか(編)，Minds 診療ガイドライン作成マニュアル．p. 6，2015.〔https://minds.jcqhc.or.jp/docs/minds/guideline/pdf/special_articles2.pdf〕(執筆時にアクセス)
16) 桑原博道，淺野陽介：特別寄稿 2 ガイドラインと医療訴訟について―弁護士による 211 の裁判例の法的解析―．小島原典子ほか(編)，Minds 診療ガイドライン作成マニュアル．p. 7，2015.〔https://minds.jcqhc.or.jp/docs/minds/guideline/pdf/special_articles2.pdf〕(執筆時にアクセス)
17) 最高裁平成 18(2006)年 10 月 27 日判決：判時 1951 号 59 頁.〔http://www.courts.go.jp/app/files/hanrei_jp/715/033715_hanrei.pdf〕
18) 東京高裁昭和 56(1981)年 9 月 24 日判決，判タ 452 号 152 頁.
19) 東京高裁平成 6(1994)年 10 月 5 日判決，判タ 893 号 208 頁.
20) 大津地裁昭和 62(1987)年 5 月 18 日判決，判タ 664 号 178 頁.
21) 東京地裁平成 4(1992)年 5 月 26 日判決，判タ 798 号 230 頁.
22) 東京地裁平成 18(2006)年 11 月 8 日判決，東京地

*3 個人的な経験になるが，筆者は乳腺外科医事件の弁護人を受任したのちの 2 年間に，知人 2 名の見舞いに行き，せん妄状態を目の当たりにしたことがある．1 人は健忘型(筆者が見舞ったことを失念しており，後日，見舞い時に撮影した写真を見ても記憶がないとのことであった)，もう 1 人は幻覚型(隣の病床が空床であるにもかかわらず，隣の患者がずっとこっちを見てくるので困っていると筆者に相談してきた)であった．いずれも，各病院の医療者から，家族に対してせん妄についての説明がなかったようである．

裁平成 15 年(ワ)第 16266 号：判例秘書.
23) 東京地裁平成 24(2012)年 10 月 25 日判決，判タ
1385 号 84 頁.
24) 厚生労働省委託緩和ケア普及啓発事業企画制作，

日本サイコオンコロジー学会企画制作協力：あ
れ？　いつもと様子が違う＝せん妄とは？.（動
画）〔https://www.youtube.com/watch?v=
FW6EViF1Gq8〕

病院と在宅をつなぐ

脳神経内科の
摂食嚥下障害
―病態理解と専門職の視点―

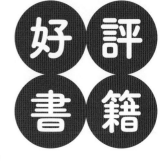

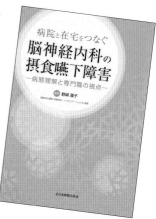

 編著 **野﨑 園子**

関西労災病院 神経内科・リハビリテーション科 部長

2018 年 10 月発行　B5 判　156 頁
定価（本体価格 4,500 円＋税）

「疾患ごとのわかりやすい病態解説＋13 の専門職の視点からの解説」
在宅医療における脳神経内科の患者の摂食嚥下障害への介入が丸わかり！さらに、Q&A
形式でより具体的な介入のコツとワザを解説しました。在宅医療に携わるすべての方に
お役立ていただける一冊です！

Contents

全日本病院出版会　〒113-0033 東京都文京区本郷 3-16-4　Tel:03-5689-5989
www.zenniti.com　Fax:03-5689-8030

四季を楽しむ

ビジュアル嚥下食レシピ

好評書

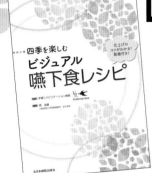

監修 宇部リハビリテーション病院

執筆 田辺のぶか，東　栄治，米村礼子

Swallowing Team

編集 原　浩貴（川崎医科大学耳鼻咽喉科　主任教授）

2019 年 2 月発行　B5 判　150 頁　定価（本体価格 3,600 円＋税）

見て楽しい、食べて美味しい、四季を代表する 22 の嚥下食レシピを掲載！
お雑煮からバーベキュー、ビールゼリーまで、イベント食、お祝い食に大活躍！
詳細な写真付きの工程説明と、仕上げのコツがわかる動画で、作り方が見て
わかりやすく、嚥下障害の基本的知識も解説された、充実の 1 冊です。

食べやすさ，栄養，見た目，
味を追及したレシピ！

豊富な写真で工程
が見てわかる！

動画付きで仕上げの
コツが見てわかる！

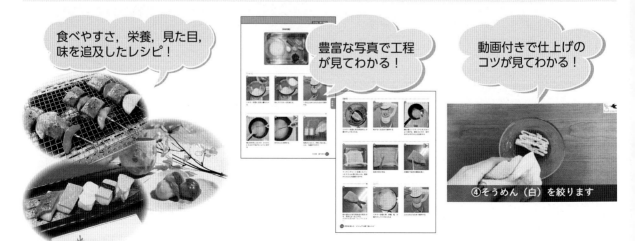

④そうめん（白）を絞ります

全日本病院出版会
www.zenniti.com

〒113-0033 東京都文京区本郷 3-16-4　Tel：03-5689-5989
Fax：03-5689-8030

ストレスチェック時代の

新刊

睡眠・生活リズム
改善 実践マニュアル
―睡眠は健康寿命延伸へのパスポート―

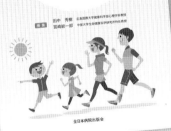

編集　田中　秀樹　広島国際大学健康科学部心理学科教授
　　　宮崎総一郎　中部大学生命健康科学研究所特任教授

2020年5月発行　B5判 168頁 定価（本体価格3,300円＋税）

睡眠に問題のある患者さんに、どのように指導・説明し、生活習慣やストレスを改善するのか？
子どもから高齢者まで誰にでも実践できる
睡眠指導のノウハウをこの一冊に凝縮しました！

CONTENTS

本書巻末に
実際に使用している
資料を掲載！

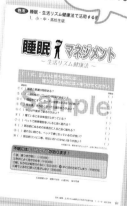

全日本病院出版会
www.zenniti.com
〒113-0033 東京都文京区本郷 3-16-4　Tel:03-5689-5989
Fax:03-5689-8030

第 31 回日本末梢神経学会学術集会

会　期：2020 年 9 月 11 日(金)，12 日(土)
会　場：ホテルスプリングス幕張
　　　　　〒261-0021 千葉県千葉市美浜区ひび野 1-11
　　　　　TEL：043-296-3111
会　長：桑原　聡(千葉大学大学院医学研究院　脳神経内科学)
テーマ：煌めく末梢神経学の未来をめざして
演題募集期間：2020 年 2 月 6 日〜4 月 9 日(延長いたしません)
特別講演：Peter C Amadio(Mayo Clinic)「Entrapment Neuropathy」
特別講演：Ivo van Schaik(University of Amsterdam)「CIDP」
　　　　　　　　　　　　以上，演題名は仮題です.
教育講演：Common disease としての末梢神経疾患，超音波による末梢神経の微細形態学，iPS 細胞を用いた神経疾患病態解明と創薬
特別企画：末梢神経学会の 31 年
シンポジウム：末梢神経再生と機能再建，炎症性末梢神経疾患のトピックス，末梢神経疾患と脊椎・脊髄疾患の接点，手根管症候群の病態を多面的に考える

厚生労働省セッション，産業医学講座，学会賞候補セッション，メディカルスタッフ・レジデント実技セミナー，エコー実技セミナー

日本整形外科学会，日本神経学会，日本リハビリテーション医学会，日本手外科学会，日本形成外科学会，日本臨床神経生理学会，産業医の専門医認定更新単位申請を予定しております.

詳細は HP においてお知らせいたします：http://jpns31.umin.jp/index.html

第 31 回日本末梢神経学会学術集会運営事務局：
株式会社サンプラネット　メディカルコンベンション事業部
〒112-0012　東京都文京区大塚 3-5-10
　　　　　　住友成泉小石川ビル 6 階
TEL：03-5940-2614　FAX：03-3942-6396
E-mail：jpns31@sunpla-mcv.com

第 47 回関東膝を語る会

日　時：令和 2 年 11 月 14 日(土)13：00〜18：00(予定)
会　場：東京女子医科大学病院　総合外来センター
　　　　　5 階　大会議室
　　　　　〒162-8666　東京都新宿区河田町 8-1
　　　　　TEL：03-3353-8111(代表)
第 47 回関東膝を語る会　当番世話人：
樋口　博(あさくらスポーツリハビリテーションクリニック院長)
〒371-0811　群馬県前橋市朝倉町 249-1
TEL：027-265-6522
一般演題：13：15〜16：50
特別講演：17：00〜18：00
「若年アスリートの外側半月板単独損傷―外科治療の限界と今後の展望―」
大阪府立大学総合リハビリテーション学研究科
　　　　　　　　　　　教授　堀部秀二　先生
一般演題募集締切日：令和 2 年 8 月 31 日(月曜)必着
応募方法：演題名，演者名，所属，住所，電話番号，FAX 番号，メールアドレスを明記の上，400-800 字以内の抄録を Microsoft Office Word(可能な限り Windows)にて作成し，メールに添付の上，ご応募下さい.
お申込先：第 47 回関東膝を語る会　事務局
担当：仲澤文彦(あさくらスポーツリハビリテーションクリニック)
E-mail アドレス：naka.jimu@asakura-reha.com

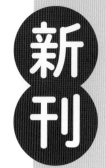

運動器臨床解剖学

─ チーム秋田の「メゾ解剖学」基本講座 ─

編集 東京医科歯科大学
秋田恵一　二村昭元

2020 年 5 月発行　B5 判　186 頁
定価 (本体価格 5,400 円＋税)

マクロよりも詳しく、ミクロよりもわかりやすく！
「関節鏡視下手術時代に必要なメゾ (中間の) 解剖学」

肩、肘、手、股、膝、足を中心に、今までの解剖学の「通説」を覆す新しい知見をまとめた本書。
解剖学を学ぶ方のみならず、運動器を扱うすべての方必読です‼

目次

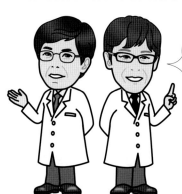

新しい知見はぜひ
ご自身の目で
お確かめ下さい

全日本病院出版会
〒113-0033 東京都文京区本郷 3-16-4　Tel:03-5689-5989
www.zenniti.com　　　　　　　　　　Fax:03-5689-8030

FAX による注文・住所変更届け

改定：2015 年 1 月

　毎度ご購読いただきましてありがとうございます.
　読者の皆様方に小社の本をより確実にお届けさせていただくために，FAX でのご注文・住所変更届けを受けつけております. この機会に是非ご利用ください.

◇ご利用方法

　FAX 専用注文書・住所変更届けは，そのまま切り離して FAX 用紙としてご利用ください. また，注文の場合手続き終了後，ご購入商品と郵便振替用紙を同封してお送りいたします. **代金が 5,000 円をこえる場合，代金引換便とさせて頂きます.** その他，申し込み・変更届けの方法は電話，郵便はがきも同様です.

◇代金引換について

　本の代金が 5,000 円をこえる場合，代金引換とさせて頂きます. 配達員が商品をお届けした際に，現金またはクレジットカード・デビットカードにて代金を配達員にお支払い下さい(本の代金＋消費税＋送料). (※年間定期購読と同時に 5,000 円をこえるご注文を頂いた場合は代金引換とはなりません. 郵便振替用紙を同封して発送いたします. 代金後払いという形になります. 送料は定期購読を含むご注文の場合は頂きません)

◇年間定期購読のお申し込みについて

　年間定期購読は，1 年分を前金で頂いておりますため，代金引換とはなりません. 郵便振替用紙を本と同封または別送いたします. 送料無料，また何月号からでもお申込み頂けます.
　毎年末，次年度定期購読のご案内をお送りいたしますので，定期購読更新のお手間が非常に少なく済みます.

◇住所変更届けについて

　年間購読をお申し込みされております方は，その期間中お届け先が変更します際，必ずご連絡下さいますようよろしくお願い致します.

◇取消，変更について

　取消，変更につきましては，お早めに FAX，お電話でお知らせ下さい.
　返品は，原則として受けつけておりませんが，返品の場合の郵送料はお客様負担とさせていただきます. その際は必ず小社へご連絡ください.

◇ご送本について

　ご送本につきましては，ご注文がありましてから約 1 週間前後とみていただきたいと思います. お急ぎの方は，ご注文の際にその旨をご記入ください. 至急送らせていただきます. 2～3 日でお手元に届くように手配いたします.

◇個人情報の利用目的

　お客様から収集させていただいた個人情報，ご注文情報は本サービスを提供する目的(本の発送，ご注文内容の確認，問い合わせに対しての回答等)以外には利用することはございません.

　その他，ご不明な点は小社までご連絡ください.

株式会社 全日本病院出版会

〒113-0033 東京都文京区本郷 3-16-4-7 F
電話 03(5689)5989　FAX03(5689)8030　郵便振替口座 00160-9-58753

FAX 専用注文書

5,000 円以上代金引換

ご購入される書籍・雑誌名に○印と冊数をご記入ください

○	書 籍 名	定価	冊数
	運動器臨床解剖学—チーム秋田の「メゾ解剖学」基本講座— 新刊	¥5,940	
	ストレスチェック時代の睡眠・生活リズム改善実践マニュアル 新刊	¥3,630	
	超実践！がん患者に必要な口腔ケア 新刊	¥4,290	
	足関節ねんざ症候群—足くびのねんざを正しく理解する書— 新刊	¥5,500	
	読めばわかる！臨床不眠治療—睡眠専門医が伝授する不眠の知識—	¥3,300	
	骨折治療基本手技アトラス—押さえておきたい 10 のプロジェクト—	¥16,500	
	足育学　外来でみるフットケア・フットヘルスウェア	¥7,700	
	四季を楽しむビジュアル嚥下食レシピ	¥3,960	
	病院と在宅をつなぐ 脳神経内科の摂食嚥下障害—病態理解と専門職の視点—	¥4,950	
	ここからスタート！睡眠医療を知る—睡眠認定医の考え方—	¥4,950	
	カラーアトラス　爪の診療実践ガイド	¥7,920	
	睡眠からみた認知症診療ハンドブック—早期診断と多角的治療アプローチ—	¥3,850	
	肘実践講座　よくわかる野球肘　肘の内側部障害—病態と対応—	¥9,350	
	医療・看護・介護で役立つ嚥下治療エッセンスノート	¥3,630	
	こどものスポーツ外来—親もナットク！このケア・この説明—	¥7,040	
	野球ヒジ診療ハンドブック—肘の診断から治療，検診まで—	¥3,960	
	見逃さない！骨・軟部腫瘍外科画像アトラス	¥6,600	
	パフォーマンス UP！　運動連鎖から考える投球障害	¥4,290	
	医療・看護・介護のための睡眠検定ハンドブック	¥3,300	
	肘実践講座 よくわかる野球肘　離断性骨軟骨炎	¥8,250	
	これでわかる！スポーツ損傷超音波診断 肩・肘+α	¥5,060	
	達人が教える外傷骨折治療	¥8,800	
	ここが聞きたい！スポーツ診療 Q & A	¥6,050	
	見開きナットク！フットケア実践 Q & A	¥6,050	
	高次脳機能を鍛える	¥3,080	
	最新　義肢装具ハンドブック	¥7,700	
	訪問で行う 摂食・嚥下リハビリテーションのチームアプローチ	¥4,180	

バックナンバー申込（※ 特集タイトルはバックナンバー 一覧をご参照ください）

❀メディカルリハビリテーション(No)

No＿＿＿　　No＿＿＿　　No＿＿＿　　　　No＿＿＿　　　No＿＿＿

No＿＿＿　　No＿＿＿　　No＿＿＿　　　　No＿＿＿　　　No＿＿＿

❀オルソペディクス(Vol/No)

Vol/No＿＿　　Vol/No＿＿　　Vol/No＿＿　　　Vol/No＿＿　　　Vol/No＿＿

年間定期購読申込

❀メディカルリハビリテーション　　　　　No.＿＿＿＿　　から

❀オルソペディクス　　　　　Vol.＿＿　No.＿＿　から

TEL：　　（　　　）　　　　　FAX：　　（　　　）

ご住所	〒		
フリガナ			診療科目
お名前		要捺印	

FAX 03-5689-8030 全日本病院出版会行

年　　月　　日

住 所 変 更 届 け

お 名 前	フリガナ	
お客様番号		毎回お送りしています封筒のお名前の右上に印字されております8ケタの番号をご記入下さい。
新お届け先	〒　　　　　　都 道 　　　　　　　府 県	
新電話番号	（　　　　　）	
変更日付	年　　月　　日より	月号より
旧お届け先	〒	

※ 年間購読を注文されております雑誌・書籍名に✓を付けて下さい。

☐ Monthly Book Orthopaedics（月刊誌）

☐ Monthly Book Derma.（月刊誌）

☐ 整形外科最小侵襲手術ジャーナル（季刊誌）

☐ Monthly Book Medical Rehabilitation（月刊誌）

☐ Monthly Book ENTONI（月刊誌）

☐ PEPARS（月刊誌）

☐ Monthly Book OCULISTA（月刊誌）

FAX 03-5689-8030

全日本病院出版会行

Monthly Book Medical Rehabilitation

バックナンバー在庫

2020.7.現在

2020 年　年間購読のご案内

年間購読料　40,150 円（消費税込）

年間 13 冊発行

（通常号 11 冊・増大号 1 冊・増刊号 1 冊）

送料無料でお届けいたします！

各号の詳細は弊社ホームページでご覧いただけます.
☞www.zenniti.com/

※各号定価（本体価格 2,500 円＋税）（増刊・増大号を除く）

編集主幹：宮野佐年　医療法人財団健貢会総合東京病院
　　　　　　　　リハビリテーション科センター長
　　　　　水間正澄　医療法人社団輝生会理事長
　　　　　　　　昭和大学名誉教授

No.251　編集企画：
宮越浩一　亀田総合病院部長

Monthly Book Medical Rehabilitation　No.251

2020 年 7 月 15 日発行　（毎月 1 回 15 日発行）
定価は表紙に表示してあります．
Printed in Japan

発行者　　末　定　広　光
発行所　　株式会社　全日本病院出版会
〒 113-0033 東京都文京区本郷 3 丁目 16 番 4 号 7 階
　　　　電話（03）5689-5989　Fax（03）5689-8030
　　　　郵便振替口座 00160 9 58753

印刷・製本　三報社印刷株式会社　　　　電話（03）3637-0005
広告取扱店　㈱日本医学広告社　　　　　電話（03）5226-2791